Benjamin Rebhan

Blutdruck und Endothelfunktion ETB-Rezeptor-defizienter Mäuse

Benjamin Rebhan

Blutdruck und Endothelfunktion ETB-Rezeptor-defizienter Mäuse

Untersuchung des Blutdrucks und der Endothelfunktion ETB-Rezeptor-defizienter Mäuse unter Salz-angereicherter Diät

Südwestdeutscher Verlag für Hochschulschriften

Imprint

Any brand names and product names mentioned in this book are subject to trademark, brand or patent protection and are trademarks or registered trademarks of their respective holders. The use of brand names, product names, common names, trade names, product descriptions etc. even without a particular marking in this work is in no way to be construed to mean that such names may be regarded as unrestricted in respect of trademark and brand protection legislation and could thus be used by anyone.

Publisher:
Südwestdeutscher Verlag für Hochschulschriften
is a trademark of
Dodo Books Indian Ocean Ltd., member of the OmniScriptum S.R.L Publishing group
str. A.Russo 15, of. 61, Chisinau-2068, Republic of Moldova Europe
Printed at: see last page
ISBN: 978-3-8381-2507-7

Zugl. / Approved by: Würzburg, Julius-Maximilians-Universität Würzburg, Diss., 2010

Copyright © Benjamin Rebhan
Copyright © 2011 Dodo Books Indian Ocean Ltd., member of the OmniScriptum S.R.L Publishing group

In Liebe

meinen Eltern,

meiner Frau

und

meiner Schwester

gewidmet

Inhaltsverzeichnis

1 Einleitung 5
   1.1 Bluthochdruck und Endothelfunktion 5
      1.1.1 Endothelfunktion 6
      1.1.2 Endothel-Dysfunktion 9
   1.2 Endothelin-Rezeptoren 10
   1.3 Evaluation der Gefäßfunktion am Tiermodell 11
   1.4 Fragestellung 12
2 Methodik und Material 12
   2.1 Methodik 12
      2.1.1 Versuchprotokoll 12
      2.1.2 Aufbau der Organkammer 14
      2.1.3 Herstellung der Pufferlösungen 15
      2.1.4 Gefäßpräparation 16
      2.1.5 Organkammer-Experimente, Versuchsablauf 16
      2.1.6 Erfassen von systolischem Blutdruck und Herzfrequenz ... 17
      2.1.7 Organentnahme 18
   2.2 Material 18
   2.3 Statistik 20
3 Ergebnisse 22
   3.1 Vitaldaten 22
   3.2 Endothel-abhängige Relaxation 23
   3.3 Endothel-unabhängige Relaxation 26
   3.4 Konzentrations-abhängige Kontraktion auf Noradrenalin 27
   3.5 Konzentrations-abhängige Kontraktion auf ET-1 28
4 Diskussion 31
5 Zusammenfassung 32
6 Anhang 35
   6.1 Abbildungsverzeichnis 35
   6.2 Literaturverzeichnis 36
   6.3 Abkürzungsverzeichnis 49

1 Einleitung

1.1 Bluthochdruck und Endothelfunktion

Kardiovaskuläre Erkrankungen wie koronare Herzkrankheit und Schlaganfall zählen in den Industrieländern mit fast 50% zu den Haupttodesursachen[1]. Internationale Studien zeigen, daß das Auftreten dieser Erkrankungen mit chronisch erhöhtem Blutdruck korreliert[2,3]. Den aktuellen nationalen und internationalen Richtlinien zufolge spricht man ab einem systolischen Blutdruck von über 140mmHg und einem diastolischem Blutdruck größer als 90mmHg von einem behandlungsbedürftigen Blutdruck. Die Prävalenz liegt in der deutschen Gesamtbevölkerung bei 39%, bei den über 60jährigen sogar bei 67%[4,5]. Für Risikopatienten wie z.B. Typ II-Diabetiker gelten noch engere Richtwerte. Bei ihnen korreliert die Inzidenz von mikro- und makrovaskulären Komplikationen bereits mit systolischen Blutdruckwerten von ≥ 120mmHg[6]. Durch eine medikamentöse, antihypertensive Therapie können Komorbiditäten und die Gesamtsterblichkeit deutlich vermindert werden[7,8].

Eine der Hauptkomplikationen langjährig erhöhten Blutdrucks ist die koronare Herzkrankheit (KHK)[9]. Zu der ihr zugrunde liegenden Atherosklerose können verschiedenste Faktoren beitragen, die man unter dem Begriff der kardiovaskulären Risikofaktoren zusammenfasst. Zu ihnen gehören neben der arteriellen Hypertonie erhöhtes und modifiziertes Low-Dense-Lipoprotein (LDL), Diabetes mellitus, Nikotinabusus, Adipositas, erhöhtes C-reaktives Protein (CRP) und chronische systemische Infektionen[10-16]. Diese Faktoren können zu einer Schädigung des Endothels führen, setzen Entzündungsprozesse in Gang und induzieren endotheliale Dysfunktion als frühestes Stadium der Atherosklerose[17,18]. Liegen mehrer Risikofaktoren gleichzeitig vor, potenziert sich ihre schädigende Wirkung[19]. Der unmittelbare Zusammenhang zwischen Endotheldysfunktion, Atherosklerose und KHK ist vielfach dokumentiert worden. Dabei wurde gezeigt, daß endotheliale Dysfunktion als erste Stufe der Atherosklerose in direktem Zusammenhang mit Ausmaß und Schwere der KHK steht[20-22]. Aufgrund dieser Zusammenhänge ist eine medikamentöse Beeinflussung wünschenswert, die sowohl den Blutdruck senkt, als auch die endotheliale Dysfunktion verbessert, um so Folgeerkrankungen zu vermeiden.

1.1.1 Endothelfunktion

Arterielle Blutgefäße bestehen aus drei verschiedenen Schichten. Die innen liegende Intima setzt sich aus Basalmembran, Membrana elastica interna und Endothel zusammen. Das Endothel besteht aus einer einschichtigen Zelllage, mit der die Gefäßwand von innen vollständig ausgekleidet ist. Über der Intima liegt die Media, ein Verband aus glatten Muskelzellen, Elastin, Kollagen und Proteoglykanen. Nach außen wird das Gefäß von der Adventitia ummantelt, einer Schicht aus Bindegewebsfasern, die vor allem für die Verankerung der Blutgefäße im umliegenden Gewebe verantwortlich ist. In ihr befinden sich die Vasa vasorum zur nutritiven Versorgung der Gefäße.

Endothelzellen besitzen sekretorische Eigenschaften, die aktiv der funktionellen Integrität der Gefäßwand dienen. Sie produzieren und sezernieren vasoaktive Substanzen, die dilatierend oder kontrahierend auf die glatte Gefäßmuskulatur und den lokalen Gefäßtonus wirken. Außerdem wird die Adhäsion von Leukozyten und Thrombozyten beeinflusst[23-25]. Somit ist das Endothel ein wichtiger Regulator für Blutdruck, Anpassung an Blutviskosität, Entzündungsprozesse und Thrombose. Dabei sind für die vorliegende Arbeit vor allem Stickstoffmonoxid (NO) als Vasodilatator und Endothelin-1 (ET-1) als Vasokonstriktor hervorzuheben, welche zur Regulation des Spannungszustandes der Gefäßmuskulatur im Herz-Kreislauf-System dienen.

Vasoaktive Substanzen

Unter den vasodilatierenden Substanzen, die vom Endothel gebildet und sezerniert werden, steht Stickstoffmonoxid (NO) als wichtigstes Molekül an erster Stelle. Aber auch Prostacyclin und Endothelial Hyperpolarizing Factor (EDHF) wirken direkt vasodilatierend auf die Gefäßmuskulatur[26,27]. Daneben bildet der Körper Moleküle, die rezeptorvermittelt vasodilatierend wirken.

Stickstoffmonoxid

NO wird im Endothel mittels einer NO-Synthase aus L-Arginin gebildet[23,28]. Es wird sowohl basal als auch rezeptorvermittelt freigesetzt. Zu den Agonisten für die rezeptorvermittelte Freisetzung zählen Acetylcholin, Bradykinin, Substanz P, Adenosindiphosphat und Serotonin[29,30]. Durch Bindung an einen endothelialen Rezeptor erhöhen sie die intrazelluläre Ca-Konzentration und aktivieren so die endotheliale NO-

Synthase[31]. Eine Steigerung der NO-Synthese kann auch durch Scherkräfte induziert werden, die durch zirkulierendes Blut zustande kommen[32]. NO wird luminal und abluminal abgegeben. Abluminal diffundiert es zu den glatten Gefäßmuskelzellen, induziert Gefäßrelaxation und wirkt somit blutdrucksenkend[31]. Luminal wirkt es als antithrombotischer Faktor hemmend auf die Plättchenaggregation[33].

Will man experimentell den Beitrag von NO zu verschiedenen physiologischen Vorgängen evaluieren, kann man seine Bildung pharmakologisch durch L-Nitroargininmethylester (L-NAME) hemmen. Es handelt sich hierbei um eine dem Arginin ähnliche Aminosäure, welche die NO-Synthase hemmt[34].

Acetylcholin

Acetylcholin ist ein physiologischer Neurotransmitter, der als Überträgerstoff an den Synapsen des Parasympathikus und des Sympathikus, sowie an den motorischen Endplatten in der Muskulatur vorkommt. Er liegt an den Übertragungsstellen in den Vesikeln gespeichert vor und wird bei Nervenerregung freigesetzt. Durch Bindung an nikotinerge oder muskarinerge Rezeptoren des Erfolgsorgans öffnet oder moduliert es Ionenkanäle in der Membran. Die Wirkungsdauer des Acetylcholins ist wegen des schnellen hydrolytischen Abbaus durch die Acetylcholinesterase in Cholin und Acetat sehr kurz. Pharmakologisch wirkt es durch Vasodilatation blutdrucksenkend und bronchokonstriktiv, sowie auf den Darm tonussteigernd. Es wirkt ferner am Herzen negativ chronotrop und inotrop.

Bradykinin

Bradykinin wird von verschiedenen Körperzellen produziert, unter anderem in Herzmuskel- und Endothelzellen[35-37]. Der genaue Mechanismus zur Regulation des Bradykinin-Haushaltes ist noch unklar. Man weiß, daß es z.B. bei vermehrtem Blutfluss gebildet wird und für die Fluss-vermittelte Vasodilatation verantwortlich ist. Dabei erhöht es über die Stimulation von B2-Rezeptoren an den Endothelzellen die intrazelluläre Ca-Konzentration, aktiviert die NO-Synthase und NO, Prostacyclin und EDFH werden freigesetzt[38,39]. Ebenfalls fördert es über die Stimulation der endothelialen NO-Synthase Diurese und Natriurese in der Niere[40] und senkt den Sauerstoffverbrauch im Herzmuskel[41]. Zusätzlich wirkt Bradykinin der Blutgerinnung und Thrombose entgegen, indem es

Endothelzellen zur Produktion und Sekretion des tissue-type Plasminogen-Activators (t-PA) stimuliert, der eine Fibrinolyse und Thrombolyse bewirkt[42-44].

Natrium-Nitroprussid (SNP)

Bei SNP handelt es sich um einen pharmakologischen Stickstoff-Donator, der dosisabhängig, jedoch unabhängig von der Aktivität der NO-Synthase NO-Moleküle freisetzt. Klinisch wird er zur akuten Blutdrucksenkung angewandt. Experimentell dient SNP als Vergleichsmedium zum Ermitteln des Relaxationsausmaßes durch die rezeptorvermittelte NO-Freisetzung. Seine Wirkdauer ist sehr kurz bei einer Halbwertzeit von 11 min.

Ebenso wie die vasodilatierenden Substanzen produziert und sezerniert das Endothel auch vasokonstriktive Substanzen. Zu ihnen zählen Angiotensin-II (AT-II), Endothelin-1 (ET-1), Prostaglandine und freie Sauerstoffradikale (Reactive-Oxygen-Species, ROS). Sie wirken direkt oder über Mediatoren konstriktiv auf die glatte Gefäßmuskulatur[45-48].

Angiotensin-II (AT-II)

AT-II zählt zu den Peptidhormonen und entsteht auf der Basis eines aktivierten Renin-Angiotensin-Systems. Seine Konzentration ist bei Patienten mit Bluthochdruck häufig erhöht. Es bindet an spezifische Rezeptoren der glatten Muskulatur und führt über eine Aktivierung der Phospholipase C zur Erhöhung der intrazellulären Ca-Konzentration. So stimuliert es glatte Muskelzellen zu Kontraktion, erhöhter Proteinsynthese und Hypertrophie[49]. Es fördert die Sekretion des antidiuretischen Hormons aus dem Hypophysenhinterlappen und die Freisetzung von Aldosteron aus der Nebennierenrinde[50-52]. Neben der direkten rezeptorvermittelten Aktivierung von Gefäßmuskelzellen induziert AT-II die Freisetzung des als hochpotent bekannten Vasokonstriktors Endothelin-I aus Endothel- und Gefäßmuskelzellen und wirkt damit auch indirekt vasokonstriktiv[53,54]. Es kommt zu Gefäßproliferation, Anstieg des Körperwasservolumens, des Natriumgehaltes und folglich zu einem Anstieg des Blutdruckes.

Endothelin-1 (ET-1)

Bei Endothelin handelt es sich um den stärksten bekannten Vasokonstriktor in vivo[55]. Es kommt in vier Isoformen vor, von denen nur ET-I in Gefäßendothelzellen produziert wird[56].

Stimulierend auf seine Synthese wirken physikalisch chemische Faktoren wie Hypoxie, Vasokonstriktoren, Wachstumsfaktoren, Zytokine und Adhäsionsmoleküle[57-60]. Hemmend auf die ET-I-Synthese wirken NO, Prostacycline, ANP und Östrogene[60-62]. Auf der abluminalen Seite des Endothels sezerniert, bindet es an spezifische Rezeptoren der Muskelzellen und induziert G-Protein-gekoppelt über Erhöhung der intrazellulären Ca-Konzentration eine Vasokonstriktion[63,64]. Der Abbau erfolgt intrazellulär durch Hydrolisierung mittels der neutralen Endopeptidase[65]. Trotz rascher Metabolisierung des Peptids hält seine Wirkung noch lange an. Das erklärt man sich über die gleichbleibend erhöhte intrazelluläre Ca-Konzentration[66]. Durch Beschleunigung des Konzentrationsabfalls von intrazellulärem Calcium auf dessen Ausgangswert verkürzt NO die Kontraktionsdauer von ET-I[67].

Norepinephrin (NE)

NE stellt ein pharmakologisches Analogon zu NA dar, ein zu den Katecholaminen zählender Neurotransmitter des Sympathikus. NA wird sowohl in den Ganglienzellen des sympathischen Nervensystems, als auch in den chromaffinen Zellen des Nebennierenmarks neben Adrenalin aus L-Tyrosin gebildet. Noradrenalin vermittelt seine vasokonstriktive Wirkung rezeptorgekoppelt über eine Konzentrationserhöhung von intrazellulärem Calcium. Klinisch bewirkt es eine Steigerung des systolischen und diastolischen Blutdrucks, unter anderem durch die Verengung der Widerstandsgefäße.

1.1.2 Endothel-Dysfunktion

Im Kreislauf kommt es im Laufe des Lebens nicht nur zu einer Dilatation der Gefäße, sondern in erster Linie zu einer Zunahme der Arterien-Wanddicke, die hauptsächlich durch ein Wachstum der Intima-Media verursacht wird. Direkte Messungen der Intima-Media-Dicke an der A. carotis ergaben eine zwei- bis dreifache Zunahme des Durchmessers zwischen dem 20. und 90. Lebensjahr[68]. Klassische Risikofaktoren wie Hypertonie, Rauchen, Hyperlipidämie und Diabetes mellitus beschleunigen die Gefäßalterung und erhöhen die Risiken für kardiovaskuläre Erkrankungen[69].
Eine schnelle Alterung der Gefäße verschiebt das empfindliche Gleichgewicht der Endothel-abhängigen Tonussteigerung der Arterien. Dabei geht die Stickstoffmonoxid-Produktion des Gefäßendothels immer weiter zurück, so daß schon frühzeitig vasokonstriktorische Hormone, beispielsweise Endotheline, überwiegen und zu einer

dauerhaften Engstellung der Gefäße mit nachfolgendem Blutdruckanstieg führen. Endotheliale Dysfunktion lässt sich schon in ganz frühen Stadien der Atherosklerose nachweisen, aber sie findet sich auch obligat bei Hypertonie und Diabetes mellitus. Bei normaler Endothelfunktion besteht ein niedriger Gefäßgrundtonus als Folge der NO-Produktion und einer verminderten Endothelinfreisetzung. Im Vergleich dazu findet sich bei endothelialer Dysfunktion bei Hypertonie und Atherosklerose ein massiver Abfall der NO-Synthese mit nachfolgender Vasokonstriktion und Wandhypertrophie der Arterien[70]. Hier liegt ein Circulus vitiosus vor. Mechanische Endothelschäden beschleunigen durch strukturelle Veränderungen der Gefäßwand die Atherosklerose, die ihrerseits die endotheliale Dysfunktion fördert und dadurch die Gefäßwände steifer und immobiler macht. Umfassende Analysen bestätigen, daß eine Versteifung der Arterien der Hypertonie-Entwicklung weit vorausgeht[71]. Somit ist die Hypertonie Folge einer endothelialen, altersunabhängigen Strukturänderung des Gefäßsystems.

1.2 Endothelin-Rezeptoren

Von besonderem Interesse ist das ET-1, da es hauptsächlich und als einziges Mitglied der Endothelin-Familie von den Endothelzellen der Blutgefäße produziert wird[72]. Es ist der bisher am stärksten vasokonstriktorisch wirkende bekannte Transmitter[73], der mit seiner renalen blutflusssenkenden Eigenschaft[74] bei der Hypertonie, bei Vasospasmen und bei der Niereninsuffizienz eine wichtige Rolle spielt[75-77].
ET-1 wird von epithelialen, glialen, mesangialen und neuralen Zellen sowie den Hepatozyten produziert und sezerniert[78]. In den Blutgefäßen wird der größte Teil des Hormons parakrin an der basalen Seite der Endothelzellen gegen die Tunica media und die glatten Gefäßmuskelzellen hin freigesetzt[79]. Die physiologische, basale Endothelinkonzentration im Serum ist sehr gering und bewegt sich im pikomolaren Bereich. Der Abbau von ET-1 erfolgt bei regional sehr unterschiedlicher Elimination aus dem Plasma vorwiegend in der Lunge, der Leber und in den Nieren[80,81]. Aufgrund der schnellen Aufnahme von ET-1 in die Zielzellen und der Hydrolyse durch die neutrale Endopeptidase hat es eine kurze Halbwertszeit von ca. 3-4 Minuten.

Obwohl die Metabolisierung des Peptids schnell erfolgt, hält dessen Wirkung noch lange an[70,82]. Während die glatten Muskelzellen der Gefäße überwiegend den Endothelinrezeptorsubtyp ET_A besitzen[83,84], der zu einer lang anhaltenden Vasokonstriktion führt, wird an den Endothelzellen der Rezeptorsubtyp ET_B exprimiert, welcher die Bildung von Stickstoffmonoxid (NO) und Prostacyclin vermittelt[85,86]. Es ist bekannt, daß die ET_B-Rezeptoren sowohl die pulmonale Clearance von zirkulierendem ET-1[87], als auch die Wiederaufnahme von ET-1 in die Endothelzellen fördern[88]. Dementsprechend führt die intravenöse Applikation von ET-1 zu einer schnellen und kurzanhaltenden Vasodilatation, welche eine Blutdruckerhöhung nach sich zieht[89].

Zusätzlich zu der negativen Rückkopplungsschleife über den ET_B-Rezeptor, wird die ET-1 Produktion in den Endothelzellen durch NO und Prostacyclin mittels cGMP-abhängigen Mechanismen inhibiert[61,90]. Daher kann das NO-System als funktioneller Gegenspieler des ET-Systems betrachtet werden[91], indem es trotz einer Vielzahl von Umständen zur Einstellung eines Gleichgewichts führt und die Schlüsselrolle des Endothels als Regulator des Gefäßtonus betont. Da ET-1, zusätzlich zu seinem direkten vasokonstringierenden Effekt, die kontraktile Reaktion anderer vasoaktiver Substanzen einschließlich Norepinephrin und Serotonin verstärkt[92], wurde angenommen, daß dem ET-1 in einigen Tiermodellen mit Hypertonie eine entscheidende Rolle zukommt[93-98]. Die Normalisierung des Blutdruckes durch ET-Rezeptorantagonisten in unterschiedlichen Formen experimenteller und auch essentieller, menschlicher Hypertonie belegt den Einfluss des Endothels auf die Regulation des Gefäßtonus[99-107].

1.3 Evaluation der Gefäßfunktion am Tiermodell

Das Prinzip der durchgeführten Experimente besteht in der Messung der durch externe Stimuli induzierten, reaktiven isometrischen Spannungsänderung von muskelzellhaltigem Gewebe. Die Versuchsanordnung besteht aus einem Organbad, in dem sich das zu analysierende Gewebe befindet, einem Kraftumwandler, der die resultierenden isometrischen Gewebereaktionen in elektrische Signale umwandelt und einem Computer an den die Daten weitergeleitet und dort graphisch aufgezeichnet werden.

Um den untersuchten Geweben ein möglichst physiologisches und konstantes Milieu zu gewährleisten, werden sie in Krebs-Ringer-Henseleit-Lösung gegeben, mit einem Gasgemisch von 95 % O_2 und 5 % CO_2 begast, und mittels des, die Organkammer umspülenden, Wärmebades konstant auf einer Temperatur von 37° C gehalten. Die Versuche können so unter isoosmotischen, isohydrischen und isothermen Bedingungen durchgeführt werden[23].

1.4 Fragestellung

Nagetiere ohne ET_B-Rezeptoren entwickeln eine salz-induzierte Hypertonie. Der zugrunde liegende Mechanismus ist weitestgehend unbekannt. Der ET_B-Rezeptor ist Teil der komplexen endothelialen Regulation, indem er die Aktivität der NO-Synthase und der Prostacyclin-Synthase beeinflusst.

In der vorliegenden Arbeit haben wir analysiert, ob Salz die endotheliale Funktion bei ET_B-Rezeptor-Knockout-Mäusen verändert.

2 Methodik und Material

2.1 Methodik

2.1.1 Versuchprotokoll

Erwachsene ET_B-Rezeptor-Knockout Mäuse wurden parallel mit Wildtyp-Kontroll-Mäusen 15 Tage lang unter Fütterung mit Standard- (0,2% NaCl) bzw. mit salzreicher Nahrung (4% NaCl) gehalten.

Der systolische Blutdruck wurde mit Hilfe einer Schwanzmanschette erfasst und die endothel-abhängige und endothel-unabhängige vaskuläre Funktion wurde an isolierten Aorten-Ringen unter isometrischen Umständen in Organkammer-Versuchen dokumentiert. Die Tiere stammten von Charles River Deutschland in Kißlegg (wt) und aus der Zucht des Instituts für Pharmakologie der Universität Berlin und wurden während der Behandlung im Tierstall der Medizinischen Klinik Würzburg gehalten. Sämtliche Tiere wurden in Käfigen zu 4-6 Tieren, einer konstanten Raumtemperatur von 20-21°C, konstanter Luftfeuchtigkeit von 65% und einem geregelten Tag-Nacht-Rhythmus (12 Stunden Hell-/Dunkelrhythmus) gehalten. Sie hatten freien Zugang zu Wasser und Futter. Die Unterbringung im Tierstall sowie die experimentellen Versuche an ihnen wurden von der lokalen Tierschutzkommission genehmigt.

Es wurden ausschließlich vier bis fünf Monate alte, männliche Tiere für die Experimente verwendet.

ET_B-Rezeptor-ko Mäuse sterben kurze Zeit nach der Geburt an kongenitaler, intestinaler Aganglionose. In dieser Versuchsreihe wurden deshalb lebensfähige ET_B-Rezeptor-ko Mäuse verwendet, die durch eine gentechnische Manipulation bei der Züchtung vor dem tödlichen kompletten ET_B-Rezeptor-ko bewahrt wurden. ET_B-Rezeptor-ko Mäuse wurden mit Mäusen gekreuzt, die ein Dopamin-[beta]-hydroxylase-ET_B-Transgen aufwiesen[108].

Die Kompensation der ET_B-Rezeptor-Abstinenz durch das Dopamin-[beta]-hydroxylase-ET_B-Transgen im enterischen Nervensystem verhinderte die kongenitale Hirschsprung-Krankheit und ermöglichte eine normale Entwicklung des enterischen Nervensystems bei diesen Tieren[108-110]. Eine ähnliche Technik wurde vorher bereits bei Ratten angewendet[111,112].

In diesem Fall war das Resultat erwachsene, überlebensfähige Mäuse, die eine völlige Defizienz des vaskulären ET_B-Rezeptors aufweisen. Die ET_B-Rezeptor-Genotypisierung wurde mit der Polymerase-Ketten-Reaktion aus genomischer DNA durchgeführt[111].

Die ET_B-Rezeptor-ko-Tiere und die wt-Tiere wurden zufällig in jeweils zwei Gruppen zu je sechs Tieren eingeteilt:

1. ET_B-Rezeptor-Knockout-Mäuse unter Fütterung mit Standard-Zuchtfutter. (Salzgehalt 0,2% von der Firma Altromin, Lage, Deutschland)

2. ET_B-Rezeptor-Knockout-Mäuse unter Fütterung mit Salz-angereichertem Futter. (4% NaCl von der Firma Altromin, Lage, Deutschland)

3. Wildtyp-Mäuse unter Fütterung mit Standard-Zuchtfutter. (Salzgehalt 0,2% von der Firma Altromin, Lage, Deutschland)

4. Wildtyp-Mäuse unter Fütterung mit Salz-angereichertem Futter. (4% NaCl von der Firma Altromin, Lage, Deutschland)

Tab.1

Maustyp	Standardfutter	NaCl angereichertes Futter (4%)
ETB	6	
ETB		6
wt	6	
wt		6

Tab.1: Einteilung der Versuchstiere

Alle Tiere wurden 21 Tage unter Fütterung mit Standard-Futter gehalten (wash-out-Phase), bevor die Nahrung in den entsprechenden Gruppen auf Salz-angereichertes (4% NaCl) Futter umgestellt wurde.

2.1.2 Aufbau der Organkammer

Die Organkammer ist aufgebaut aus einer Apparatur von 6 Organbädern mit je 10 ml Volumen. Die Glasbäder haben eine doppelte Außenwand. Im äußeren Raum zirkuliert eine vorgewärmte Lösung, die die Krebslösung im Inneren der Glasbäder während der Versuche erwärmt. Jedes Bad besitzt eine eigene Zu- und Ablaufvorrichtung, durch die ein Austausch der Badlösung durch zeitgleiches Zuführen der in einem Wärmezylinder vorgewärmten Krebslösung und Absaugen der verbrauchten Lösung möglich ist. Zu- und Ablauf können für jedes Bad einzeln gesteuert werden.

Zusätzlich zur konstanten Erwärmung der Organbäder auf 37°C wurden alle Organbäder während der gesamten Versuchszeit gleichbleibend mit Carbogen (O_2 95%, CO_2 5%) oxygeniert[113].

Die Aortenringe wurden über einen festen und einen mobilen, manuell mit Mikromanipulator verstellbaren Drahtarm aufgehängt. Der mobile Arm ist mit einem Kraftaufnehmer und nachfolgend einem Messverstärker an einen handelsüblichen PC gekoppelt, der mit Hilfe des Datenerfassungs-Programms VitroDat (PC-kompatibles Messdaten Akquisitions-, Speicherungs- und Auswertungssystem für Analogspannungs-Kanäle) kontinuierlich Veränderungen der isometrischen Spannung der Gefäßsegmente registriert und aufzeichnet.

2.1.3 Herstellung der Pufferlösungen

Zusammensetzung der modifizierten Krebs-Henseleit-Bikarbonat-Nährlösung[114,115]:

Natriumchlorid (NaCl)	118,5 mmol/l
Kaliumchlorid (KCl)	4,7 mmol/l
Calciumchlorid (CaCl2)	2,5 mmol/l
Magnesiumsulfat (MgSO4)	1,2 mmol/l
Kaliumdihydrogenphosphat (KH2PO4)	1,2 mmol/l
Natriumhydrogencarbonat (NaHCO3)	25,1 mmol/l
Tetranatrium EDTA	0,026 mmol/l
Glucose	10,1 mmol/l

NaCl 9%, KCl 1,15%, $CaCl_2$ 1,2%, $MgSO_4$ 1,9%, KH_2PO_4 2,11% und $NaHCO_3$ 6,5% wurden in den angegebenen Konzentrationen einzeln mit aqua bidest als Stammlösungen angesetzt und bei 4°C gelagert.
Einmal wöchentlich wurden daraus 25l der Krebs-Henseleit-Bikarbonat-Nährlösung wie folgt hergestellt:

NaCl 9%	1925 ml
KCl 1.15%	75 ml
CaCl2 1.2%	575 ml
KH2PO4 2.11%	192 ml
MgSO4 1.9%	192 ml
NaHCO3 6.5%	807 ml
Glucose	50 g
Tetranatrium EDTA	250 mg
H2O	ad 25 l

Die Substanzen wurden vermischt, mit einem Magnetrührer mit Heizung auf 37°C erwärmt und gerührt bis sich alle Inhalthaltsstoffe komplett aufgelöst hatten. Danach wurde die Lösung für 30 min. mit Carbogen begast.

2.1.4 Gefäßpräparation

Die Tiere wurden mit einer intraperitonealen Injektion von Nembutal® 40mg/kg KG (Phenobarbital) narkotisiert[116] und anschließend auf einer Operationsunterlage fixiert. Thorax und Abdomen wurden mit einer Schere geöffnet. Die Seitenaufhängung des Diaphragmas wurde durchtrennt und bis zum Hiatus aorticus inzidiert. Darmschlingen und Magen wurden vorsichtig zur Seite geschoben und die Vena cava inferior wurde freigelegt. Über diese wurde die Blutentnahme in eine mit Heparin gespülte Spritze vorgenommen. Das Blut wurde zur weiteren Verarbeitung unverzüglich bei 4°C mit 4000 U/min zehn Minuten zentrifugiert. Das Herz wurde aus dem freigelegten Thorax herausgelöst, von Vena cava und Pulmonalgefäßen abgetrennt und mitsamt der Aorta und dem Lungenpaket aus dem Situs mit Schere und Pinzette entnommen.

Alle weiteren Präparationen wurden in einer mit 4°C kalten Krebs-Lösung gefüllten Petrischale, welche zusätzlich auf Eis gelagert wurde, vorgenommen. Zuerst wurde der Arcus aortae an seinem Ursprung mit einem Skalpell abgetrennt. Zur intraluminalen Säuberung und Vermeidung von Koagulation wurde die Aorta über eine Kanüle mit Heparin gespült[114]. Nun wurden die Nieren aus dem Situs entnommen und die linke Niere zusammen mit Herzspitze und dem durch Zentrifugation gewonnenen Blutplasma kryokonserviert[116,117]. Anschließend wurde die Säuberung und Zerteilung der Aorta vorgenommen. Dazu wurden das Bindegewebe und die Adventitia mit Mikroschere und Pinzette entfernt. Danach wurde mit einem Skalpell die Aorta desc. von der Aorta asc. abgetrennt und in 3-4 mm lange Stücke zerteilt. Sämtliche Gefäßpräparationen fanden unter strikter Vermeidung von Längszug, Kompression oder unnötigem Bewegen des Gefäßes statt. In einem weiteren Schritt wurden die Gefäßsegmente vorsichtig mit mobilen Haken aufgenommen und in die Organbäder eingespannt. Es konnte mit den unten beschriebenen Versuchen zur Messung der isometrischen Kontraktionskraft begonnen werden.

2.1.5 Organkammer-Experimente, Versuchsablauf

Die Aortenringe wurden auf feine Wolfram-Drähte gehängt, in ein Organbad mit 10 ml Krebs-Lösung gegeben und mit einem Spannungsmesser verbunden (Föhr Medical Instruments, Seeheim, Deutschland) um isometrische Spannungen zu dokumentieren; dieser Versuchsaufbau wurde bereits früher beschrieben[116]. Es ist allgemein anerkannt, daß die vaskuläre Funktion der Aorta desc. bei Mäusen der vaskulären Funktion der arteriellen Widerstandsgefäße entspricht[118].

Nach einer Einstellungs- und Feinjustierungsphase von 60 min. wurden die Aortenringe zunehmend gespannt bis sie ihre optimale, passive Vorspannung (2.0 ± 0.2g) erreicht hatten.

Nachdem die Gefäßsegmente sukzessiv auf 2g vorgespannt wurden, erfolgte eine 15-minütige Phase der Äquilibration. Danach wurde mit der Dehnung der Gefäße begonnen, indem die Ringe wiederholt mit KCl (100 mmol/l) kontrahiert wurden[114]. Dies wurde so häufig wiederholt, bis reproduzierbare Ergebnisse erzielt werden konnten[114,116,117]. Die maximale KCl-Kontraktion diente als Bezugswert für die nachfolgend beschriebenen Gefäßreaktionen.

Die Ringe wurden anschließend mit Noradrenalin (annäherungsweise 70% der 100 mmol/l KCL-Spannung) vorgespannt und Relaxationen auf die Gabe von Ach (10^{-10} bis 10^{-5} mol/l) oder SNP (10^{-11} bis 10^{-5}) abgerufen.

Die Relaxationen auf Ach wurden mit und ohne Präinkubation mit dem NO-Synthase-Inhibitor L-Name (Präinkubation für 30 min., 3x 10^{-5} mol/l)[116] durchgeführt und mit bzw. ohne 30-minütiger Präinkubation mit Indomethazin (10^{-7} mol/l) untersucht, um die Prostaglandinsynthese während des Versuchs zu unterbinden[113].

In weiteren Experimenten wurden diese Gefäßreaktionen auf kumulative ET-1-Konzentration (10^{-10} bis 10^{-7} mol/l) sowohl nativ als auch nach Präinkubation mit dem selektiven ET_B-Rezeptor-Antagonisten BQ-788 (10^{-5} mol/l) oder dem selektiven ET_A-Rezeptor-Antagonisten BQ-123 (10^{-5} mol/l) untersucht.

2.1.6 Erfassen von systolischem Blutdruck und Herzfrequenz

Die Erfassung der Herzfrequenz und des systolischen Blutdrucks erfolgte an den Tagen 0, 5, 10 und 15 der Versuche mittels Tail-cuff-Methode[119] (Blutdruck-Monitor BMN-1756, Föhr Medical Instruments, Seeheim, Deutschland). An diesen Tagen wurde auch jeweils das Gewicht der Tiere ermittelt. Die Mäuse wurden in der Wärmekammer für 10 min. vorgewärmt und waren unanästhesiert. Vor dem Beginn der Versuchsreihen wurden die Tiere einem intensiven Vier-Tages-Training unterzogen, um sie an diese Prozedur der Blutdruckmessung zu gewöhnen[120].

Die Pulswellen der Schwanzarterie wurden durch einen Transducer detektiert und oszilloskopisch aufgezeichnet. Sobald die Herzfrequenz einen konstanten Wert angenommen hatte, wurde dieser dokumentiert. Die hinter dem Transducer angebrachte, speziell für Mäuseschwänze konzipierte Staumanschette wurde manuell bis ca. 15-20 mmHg über den Wert aufgepumpt, bei dem die Oszillometersignale nicht mehr nachweisbar waren. Mit ca. 5 mmHg/sec. wurde die Staumanschette anschließend entlastet. Als systolischer Blutdruckwert nach Riva Rocci wurde der Wert genommen, bei dem die Pulswellen wieder einen regelmäßigen und definierten Ausschlag am Oszillometer zeigten. Jeder Datenpunkt stellt den Durchschnittswert von fünf aufeinander folgenden Messungen dar.

2.1.7 Organentnahme

Nach fünfwöchiger Blutdruckmessung und 15 Tagen der Fütterung mit Salz-angereichertem oder Standardfutter wurden die Mäuse mit Nembutal® (40 mg/kg KG Phenobarbital, intraperitoneal) narkotisiert. Die Aorta wurde in einer No-Touch-Technik, wie bereits erwähnt[120], entnommen und sofort in 4°C kalte Krebs-Ringer-Bikarbonat-Lösung gegeben. Daraufhin wurden Blut, Herz, Lunge, Leber, Nieren und Aorta entnommen. Lungen, Restherz, rechte Niere und die Leber wurden für eventuelle Anschlussuntersuchungen in Formalin eingelegt; Herzspitze, Aorta abd., EDTA-Blut und linke Niere wurden in Stickstoff bei -80°C schockgefroren[116,117]. Die Aorta desc. wurde, wie oben beschrieben, für die Organkammerversuche vorbereitet. Alle Organe und Organteile wurden vor der Konservierung gewogen.

2.2 Material

Futter

Nagetier-Zuchtfutter (Salzgehalt 0,2%) und Salz-angereichertes Futter (4%NaCl) von der Firma Altromin, Lage, Deutschland.

Anästhesie

Heparin-Natrium, Hoffmann-La Roche AG, Grenzach-Wyhlen, Deutschland. Nembutal, Sigma Aldrich Chemical Co., München, Deutschland.

Substanzen für Krebs-Henseleit-Puffer

Die Substanzen wurden von folgenden Herstellern bezogen:

NaCl, KCl, $CaCl_2$, KH_2PO_4, EDTA und Glucose von Merck Eurolab GmbH, Nürnberg. $MgSO_4$ und $NaHCO_3$ von Sigma-Aldrich Chemie-GmbH, Taufkirchen.

Organkammersubstanzen

KCL wurde von Merck Eurolab GmbH, Nürnberg, bezogen. NA, Ach, SNP, Indomethazin, Ca_2CO_3 und L-NAME lieferte Sigma-Aldrich Chemie GmbH, Taufkirchen, Deutschland und ET-1 wurde von der Calbiochem AG, La Jolla, Kalifornien, USA bezogen. BQ-123 und BQ-788 kamen von der Firma A.G. Scientific, San Diego, Kalifornien, USA.

Indomethazin wurde einmal wöchentlich mit Ca_2CO_3 angesetzt und unter Vermeidung von Lichteinfluss bei 4°C aufbewahrt. L-NAME und SNP wurde n täglich frisch angesetzt. NA, Ach und ET-1 wurden vor der Versuchsreihe einmalig angesetzt, aliquotiert und bei -20°C tiefgefroren. Zu Beginn eines jeden Versuchstages wurde eine Verdünnungsreihe jeder Substanz angelegt und während des Versuchstages bei 4°C gekühlt aufbewahrt. Alle Substanzen wurden in aqua bidest gelöst.

Geräte

Organkammer	FMI, Föhr Medical Instruments GmbH, Seeheim, Deutschland.
Wärmebad	HAAKE B3, FMI Föhr Medical Instruments GmbH, Seeheim, Deutschland.
Blutdruckmessgerät	FMI, Föhr Medical Instruments GmbH, Seeheim, Deutschland.
4-Kanal Oszilloskop	ZUA-82, FMI, Föhr Medical Instruments GmbH, Seeheim, Deutschland.
Waagen	Sauter Feinwaage Typ 404/13, Kern & Sohn GmbH, Albstadt, Deutschland.
Zentrifuge	Heraeus Instruments, Hanau, Deutschland.

Verbrauchsmaterialien

Zentrifugenröhrchen	100/16; Rundboden, Polystyrol glasklar RE 04, Böttger oHG, Bodenmais, Deutschland.
Pipettenspitzen	PSG 1000 Pipettenspitzen gelb, Typ Eppendorf 1-100 µl, Böttger oHG, Bodenmais, Deutschland PSB 1000 Pipettenspitzen blau, Typ Eppendorf 100-1000 µl, Böttger oHG, Bodenmais, Deutschland.
Petrischalen	PP90, 94x16 mm, Böttger oHG, Bodenmais, Deutschland
Eppendorfcups	RSL1 Reaktionsgefäße Eppendorf 1,5 ml, save lock, Eppendorf AG, Hamburg, Deutschland.
Kryoröhrchen	KT20, Laborversand A. Hartenstein, Würzburg, Deutschland.
Skalpellklingen	SJ21 100 Skalpellklingen steril, Megro GmbH Wesel, Deutschland
Spritzen	Omicam U-40 Insulin, 1 ml, B Braun Petzold GmbH, Melsungen, Deutschland.
Omnifix-F Plus	1 ml, B Braun Petzold GmbH, Melsungen, Deutschland Injekt 2 ml, luer, solo, B Braun AG, Melsungen, Melsungen, Deutschland.
Aqua bidest Ampuwa	für Spülzwecke 10 l, Fresenius Kabi Deutschland GmbH, Bad Homburg v.d.H, Deutschland.

2.3 Statistik

Die Auswertung der Versuche erfolgte durch eine computergestützte Ermittlung der erzielten Gefäßantworten bei entsprechenden Substratkonzentrationen. Gefäßreaktionen auf Vasokonstriktoren wurden in Prozent der jeweiligen individuellen Referenzkonzentration auf KCl (100 mmol/l) angegeben, die zu Beginn eines jeden Versuchstages für jede Organkammer ermittelt wurde. Gefäßreaktionen auf Vasodilatatoren wurden in Prozent der Vorkontraktion auf NE (10^{-7} mol/l) angegeben. Es wurden nur Gefäßsegmente in die Auswertung miteinbezogen, deren Endothel-abhängige Relaxation auf Ach mehr als 50% der Vorkontraktion auf NE betrug.

Die Datenerfassung erfolgte mittels VitroDatWin (FMI Föhr Medical Instruments GmbH, Seeheim, Deutschland). Alle Daten wurden als Mittelwert ± Standardabweichung (SEM) angegeben. Zur statistischen Analyse wurde die Sensitivität (pD2) der Gefäße auf die vasoaktiven Substanzen als negativer Logarithmus der Konzentration, die eine halbmaximale Kontraktion bzw. Relaxation ausgelöst hat, ausgedrückt. Die maximale Relaxation (ausgedrückt in Prozent der NE-Kontraktion) bzw. die maximale Kontraktion wurden unter Zuhilfenahme von MatLab Software (MatWorks, Natick, MA, USA) für jede Dosis-Wirkungskurve durch nicht-lineare Regressionsanalyse ermittelt.

Für den Vergleich zwischen zwei Werten kam der ungepaarte Student`s t-Test zur Anwendung. Die graphische Darstellung der Gefäßreaktion und der Vitaldaten der Mäuse erfolgte in Form von Linien-Diagrammen mit zusätzlich dargestellter Standardabweichung unter Verwendung von SigmaPlot (Jandel Scientific Software 2001, San Rafael, CA, USA). Ein p-Wert von ≤ 0,05 wurde als signifikant betrachtet.

3 Ergebnisse

3.1 Vitaldaten

Der systolische Blutdruck und die Herzfrequenz unterschieden sich bei Fütterung mit Standard-Futter zwischen den ET_B-Rezeptor-Knockout-Mäusen und den Wildtyp-Mäusen nicht (129 ± 12 mmHg versus 122 ± 10 mmHg; n.s.). Nach 15 Tagen unter Fütterung mit Salz-angereichertem Futter hatte sich der systolische Blutdruck bei den Wildtyp-Mäusen nicht geändert (128 ± 11 mmHg), wohingegen der Blutdruck bei den Knockout-Mäusen signifikant angestiegen war (166 ± 12 mmHg; p < 0,05 versus Wildtyp-Tiere)(Abb. 1a).

Abb. 1)

a)

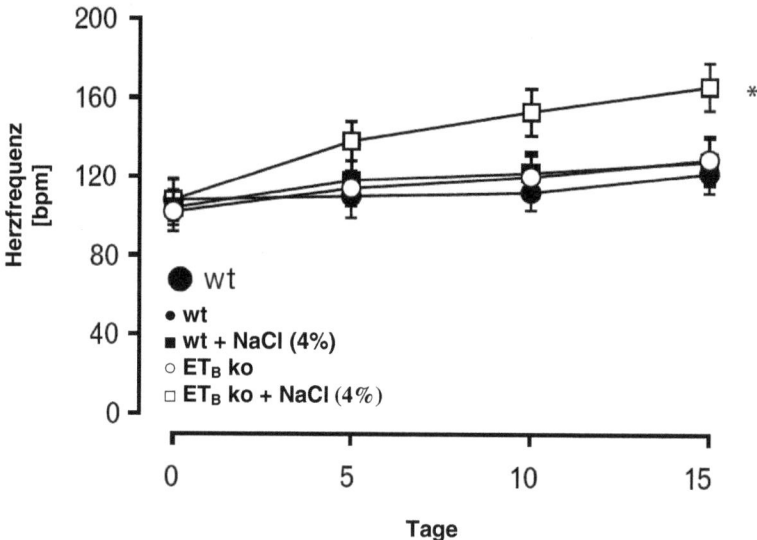

b)

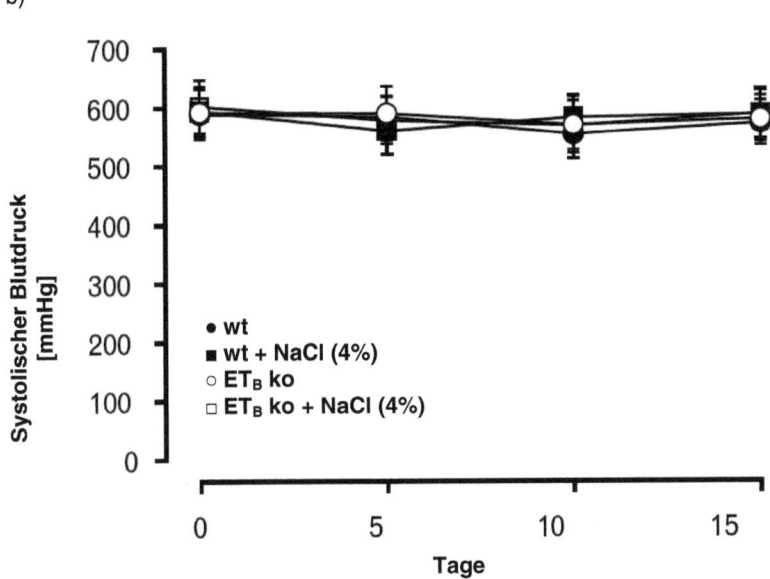

Abbildung 1:
(a) Systolischer Blutdruck und (b) Herzfrequenz der Endothelin-B-Rezeptor-Knockout-Mäuse (ET_B ko) und ihren Wildtyp-Wurfgeschwister (wt) unter Fütterung mit Standard- (0,2% NaCl) bzw. Salzangereichertem (4% NaCl) Futter für 15 Tage. Die Ergebnisse wurden als Mittelwert ± SEM (n = 6 Tiere pro Gruppe) angegeben. * $p < 0,05$ versus wt
Für Symbole ohne Standardabweichung war der SEM kleiner als die Symbol-Größe.

Die Herzfrequenz war bei allen Mäusen vergleichbar (580 ± 39 bpm versus 573 ± 38 bpm; n.s.) und wurde von der salzhaltigen Diät nicht signifikant beeinflusst (589 ± 43 bpm bei ET_B-Rezeptor-Knockout-Mäusen versus 588 ± 42 bpm bei Wildtyp-Mäusen; n.s.)(Abb. 1b).

3.2 Endothel-abhängige Relaxation

Bei den ET_B-Rezeptor-Knockout-Mäusen war die maximale Endothel-abhängige Relaxation vorgespannter Aortenringe auf Ach im Vergleich zu ihren Wildtyp-Geschwistern (74 ± 3% versus 96 ± 5%; $p < 0,05$)(Abb. 2a) signifikant reduziert. Die entsprechende Empfindlichkeit pD_2 war 3,6 ± 0,1 x 10^{-8} mol/l versus 8,4 ± 0,1 x 10^{-9} mol/l für die Wildtyp-Kontrollen ($p < 0,05$).

Die maximale Endothel-abhängige Relaxation nahm bei den ET_B-Rezeptor-Knockout-Mäusen und den Wildtyp-Mäusen unter der Salz-angereicherten Diät ab und die maximale

Relaxation auf Ach war bei den ET_B-Rezeptor-Knockout-Mäusen im Vergleich zu den Wildtyp-Kontrolltieren signifikant reduziert (64 ± 3% versus 86 ± 4%; p < 0,05); pP_2 war 4,8 ± 0,1 x 10^{-8} mol/l versus 9,6 ± 0,1 x 10^{-9} mol/l für die Kontrollen (p < 0,05).

Abb. 2)

a)

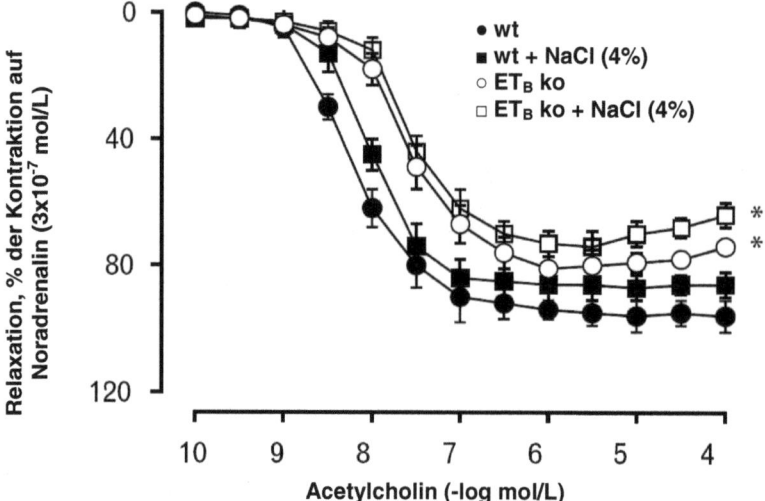

b)

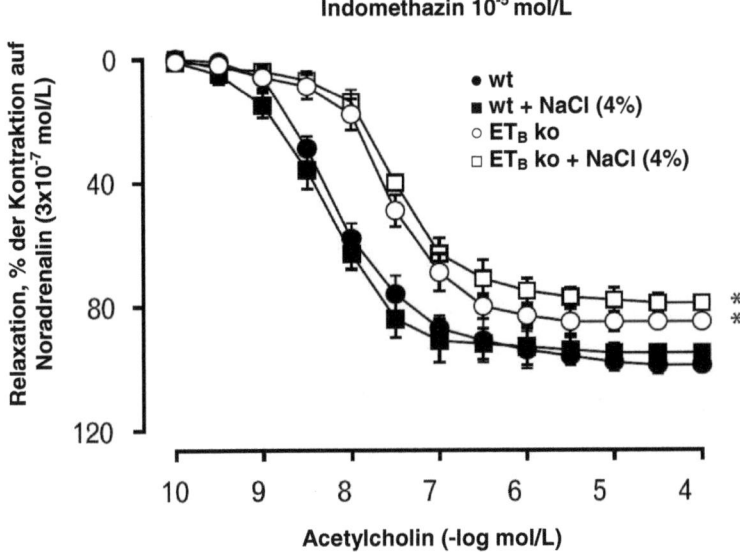

Abbildung 2:
Endothel-abhängige Relaxation auf Acetylcholin bei Aortensegmenten der Endothelin-B-Rezeptor-Knockout-Mäuse (ET_B ko) und ihren Wildtyp-Geschwistern (wt) unter Fütterung mit Standard- (0,2% NaCl) bzw. Salz-angereichertem (4% NaCl) Futter für 15 Tage. Die Experimente wurden durchgeführt mit (a) und ohne (b) Präinkubation mit 10^{-5} mol/l Indomethazin. Die Ergebnisse wurden als Mittelwert ± SEM (n = 6 Tiere pro Gruppe) angegeben; *p < 0,05 versus WT. Für Symbole ohne Standardabweichung war der SEM kleiner als die Symbol-Größe.

Nach der Präinkubation mit Indomethazin (10^{-5} mol/l) um die Bildung von Arachidonsäure-Derivaten zu verhindern, war die maximale Endothel-abhängige Relaxation bei den ET_B-Rezeptor-Knockout-Mäusen unter Standard-Futter signifikant vermindert (85 ± 4% versus 99 ± 3% für die Wildtyp-Kontrollen; p < 0,05)(Abb. 2b). Die entsprechende pD_2 betrug 3,0 ± 0,1 x 10^{-8} mol/l versus 7,2 ± 0,1 x 10^{-9} mol/l bei den Wildtyp-Kontrollen (p < 0,05).

Die Reduktion der Relaxation war besonders auffällig unter Salz-angereicherter Fütterung: die maximale Endothel-abhängige Relaxation betrug 79 ± 4% versus 95 ± 2% für die Wildtyp-Kontrollen; p < 0,05 (Abb. 2b); die entsprechende pD_2 betrug 2,1 ± 0,1 x 10^{-8} mol/l versus 8,6 ± 0,1 x 10^{-9} mol/l für die Wildtyp-Mäuse (p < 0,05).

Die Präinkubation im Reagenzglas mit L-NAME (10^{-5} mol/l) unterdrückte nahezu die komplette Endothel-abhängige Relaxation der Aortenringe in allen Gruppen – unabhängig vom Salzgehalt des Futters.

3.3 Endothel-unabhängige Relaxation

Im Gegensatz zu der Endothel-abhängigen Relaxation war die maximale Endothel-unabhängige Relaxation auf den Stickstoffmonoxid-(NO-)Donator SNP in allen Gruppen vergleichbar (Abb. 3). Dies bedeutet, daß die NO-abhängige, intrazelluläre Signaltransduktion in diesem Versuchsmodell nicht beeinträchtigt war.

Abb. 3)

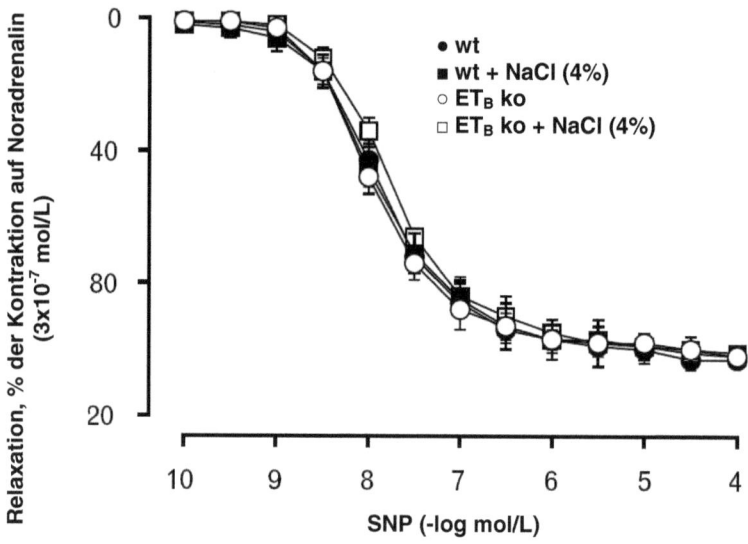

Abbildung 3:
Endothel-unabhängige Relaxation auf Natrium-Nitroprussid bei Aortensegmenten von Endothelin-B-Rezeptor-Knockout-Mäusen (ET_B ko) und ihren Wildtyp-Geschwistern (wt) unter Fütterung mit Standard- (0,2% NaCl) bzw. Salz-angereichertem (4% NaCl) Futter für 15 Tage.
Die Ergebnisse wurden angegeben als Mittelwert ± SEM (n = 6 Tiere pro Gruppe).
Für Symbole ohne Standardabweichung war der SEM kleiner als die Symbol-Größe.

3.4 Konzentrations-abhängige Kontraktion auf Noradrenalin

Kontraktile Reaktionen auf steigende Dosen von NA waren bei ET_B-Rezeptor-Knockout - und Kontroll-Mäusen vergleichbar und wurden von der salzhaltigen Diät nicht beeinflusst (Abb. 4).

Abb. 4)

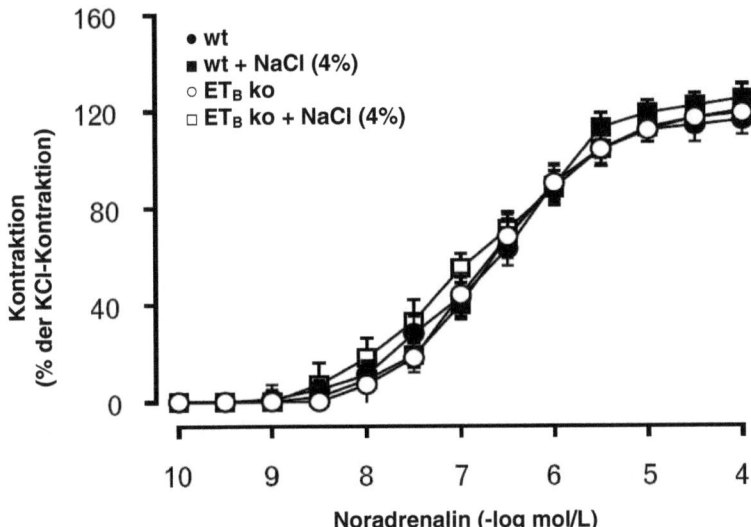

Abbildung 4:
Dosis-abhängige Kontraktion auf Noradrenalin bei Aortensegmenten von Endothelin-B-Rezeptor-Knockout-Mäusen (ET_B ko) und ihren Wildtyp-Geschwistern (wt) unter Fütterung mit Standard- (0,2% NaCl) bzw. Salz-angereichertem (4% NaCl) Futter für 15 Tage.
Die Ergebnisse sind angegeben als Mittelwert ± SEM (n = 6 Tiere pro Gruppe).
Für Symbole ohne Standardabweichung war der SEM kleiner als die Symbol-Größe.

3.5 Konzentrations-abhängige Kontraktion auf ET-1

Die maximale Kontraktion auf ET-1 war bei den ET_B-Rezeptor-Knockout-Mäusen unter Standard-Futter reduziert (28 ± 4% versus 64 ± 6% der Kontraktion auf 100 mmol KCl bei den Wildtyp-Kontroll-Mäusen; $p < 0,05$) (Abb. 5a).

Die maximale kontraktile Antwort auf ET-1 wurde durch die salzhaltige Diät nicht beeinflusst (24 ± 5% versus 62 ± 4% für die Wildtyp-Kontrollen; $p < 0,05$) (Abb. 5a).

Abb. 5)

a)

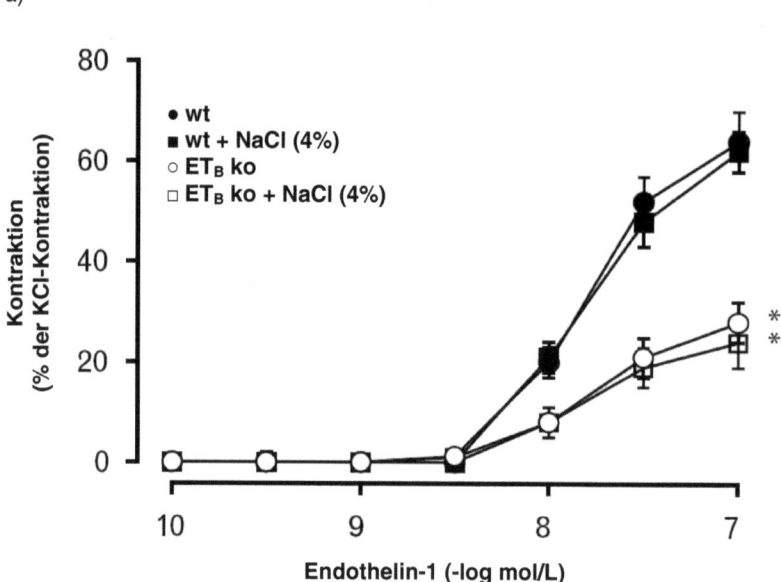

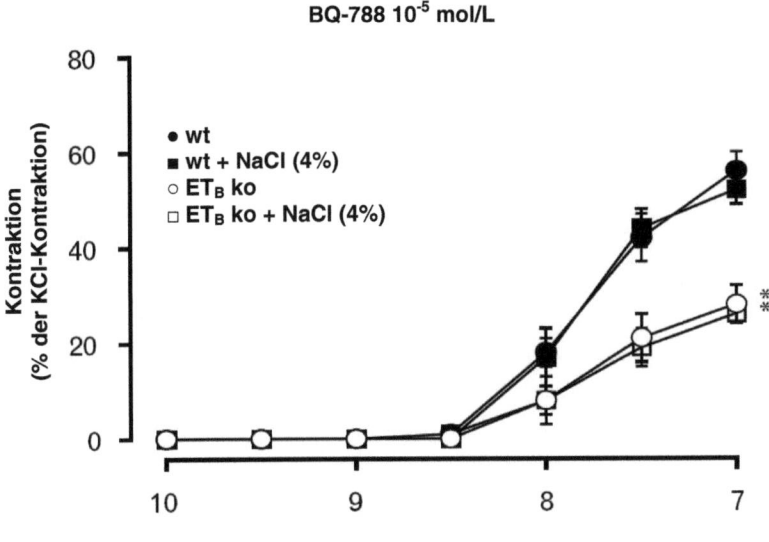

c)

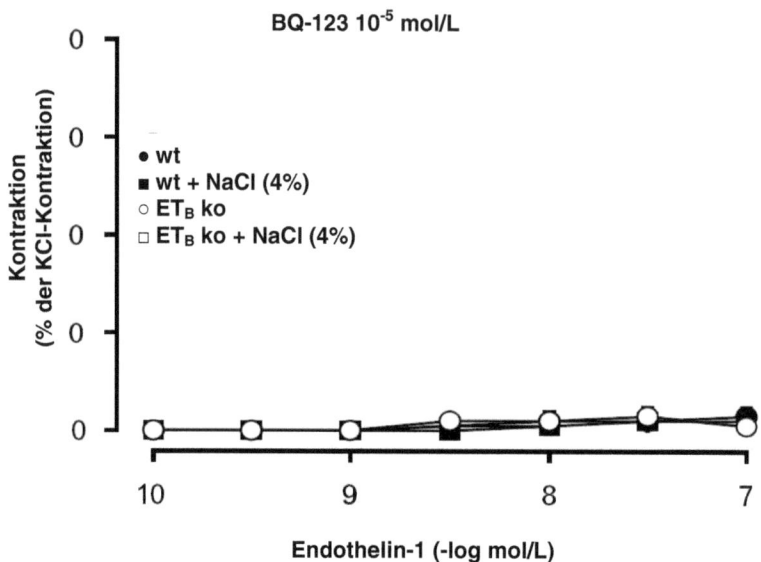

Abbildung 5:
Dosis-abhängige Kontraktion auf Endothelin-1 bei Aortensegmenten von Endothelin-B-Rezeptor-Knockout-Mäusen (ET_B ko) und ihren Wildtyp-Geschwistern (wt) unter Fütterung mit Standard- (0,2% NaCl) bzw. Salz-angereichertem (4% NaCl) Futter für 15 Tage. Die Experimente wurden durchgeführt (a) ohne Präinkubation, (b) mit Präinkubation mit dem selektiven ET_B-Rezeptor-Antagonisten BQ-788 (10^{-5} mol/l) und (c) mit Präinkubation mit dem selektiven ET_A-Rezeptor-Antagonisten BQ-123 (10^{-5} mol/l). Die Ergebnisse wurden angegeben als Mittelwert ± SEM (n = 6 Tiere pro Gruppe).
Für Symbole ohne die Standardabweichung war der SEM kleiner als die Symbol-Größe.

Die in vitro-Präinkubation der Gefäßringe mit dem selektiven ET_B-Rezeptor-Antagonisten BQ-788 (10^{-5} mol/l) hatte keinen signifikanten Effekt auf die Kontraktionen mit ET-1 bei den ET_B-Rezeptor-Knockout-Mäusen auf Standard-Futter (maximale Kontraktion 28 ± 3% versus 56 ± 4% der Kontraktion auf 100 mmol KCl bei den Wildtyp-Mäusen; p < 0,05)(Abb. 5b).

Im Gegensatz dazu unterdrückt eine in vitro-Präinkubation der Gefäßringe mit dem selektiven ET_A-Rezeptor-Antagonisten BQ-123 (10^{-5} mol/l) die komplette Kontraktion auf ET-1 in allen Gruppen (Abb. 5c).

4 Diskussion

Die vorliegende Arbeit zeigt, daß ET_B-Rezeptor-Knockout-Mäuse eine salz-induzierte Hypertonie entwickeln. Zudem konnte gezeigt werden, daß die Endothel-abhängige vaskuläre Funktion bei Vorliegen eines ET_B-Rezeptor-Mangels – unabhängig von einer Salz-angereicherten Diät oder des Vorhandenseins eines Bluthochdrucks – beeinträchtigt ist.

Bei ET_B-Rezeptor-Knockout-Mäusen ist die Endothel-abhängige Relaxation – mit und ohne Salz-angereichertem Futter – beeinträchtigt. Es ist bemerkenswert, daß die endotheliale Dysfunktion nicht durch die arterielle Hypertonie bedingt ist. Solange Standard-Futter gegeben wird, bleiben ET_B-Rezeptor-Knockout-Mäuse normotensiv, zeigen aber eine endotheliale Dysfunktion - ähnlich wie unter Salz-angereichertem Futter. Die vorliegende Arbeit bestätigt vorherige Studien, die zeigen, daß das Fehlen von ET_B-Rezeptoren bei Nagetieren eine arterielle Hypertonie verursacht[109-111]. Giardana et al. zeigten 2001, daß das funktionelle Ausschalten von ET_B-Rezeptoren durch chronischen Behandlung von Sprague-Dawley-Ratten mit ET_B-Rezeptor-Antagonisten eine salz-sensitive Hypertonie verursacht, die mit einer endothelialen Dysfunktion verbunden ist[121]. Außerdem gibt es mehrere Studien, die darlegen, daß ein modifiziertes Endothel-System den vaskulären Tonus durch eine veränderte Aktivität des sympathischen Nervensystems moduliert[122]. Obwohl dies nicht das Ziel dieser Forschungsarbeit war, konnte gezeigt werden, daß sich die Herzfrequenz der ET_B-Rezeptor-Knockout-Mäuse mit und ohne Salz-Diät verglichen mit den Wildtyp-Mäusen nicht unterschied.

Es gibt jedoch Anzeichen, daß das renal-tubuläre Salz-Handling eine wichtige Rolle im Hinblick auf die Blutdruckkontrolle bei Nagetieren spielt[110,111]. Eine 2004 von Ahn et al. publizierte Studie deutet darauf hin, daß Sammelkanal-zugehöriges ET-1 ein wichtiger physiologische Regulator der renalen Salz-Extraktion und des systemischen Blutdrucks ist[123]. Ein definitiver Beweis dieser Hypothese fehlt bisher, die Plasma-Konzentration von ET-1 ist jedoch bei ET_B-Rezeptor-Knockout-Mäusen deutlich erhöht[109-111]. Die erhöhte Plasma-Konzentration von ET-1 könnte die endotheliale Funktion der Arterien bei ET_B-Rezeptor-Knockout-Mäusen bzw. die renale Gewebe-Konzentration von ET-1 modulieren. Dadurch könnte in indirekter Weise die Nierenfunktion bezüglich der Wasser- und Salz-Extraktion moduliert werden[124,125].

In der vorliegenden Arbeit haben wir uns auf die Endothelfunktion bei ET_B-Rezeptor-Knockout-Mäusen konzentriert, da die endothelialen ET_B-Rezeptoren die endotheliale NO-Synthase aktivieren. Zusätzlich ist der ET_B-Rezeptor in die Kontrolle der endothelialen

Prostacyclin-Synthese involviert[61,90]. Sowohl NO, produziert von der endothelialen NO-Synthase, als auch endotheliales Prostacyclin beeinflussen die vaskuläre Regulation, und deren Abwesenheit könnte dementsprechend zur Anhebung des Blutdruckes bei ET_B-Rezeptor-Knockout-Mäusen führen.

In der vorliegenden Arbeit wird gezeigt, daß die endotheliale Funktion bei ET_B-Rezeptor-Knockout-Mäusen tatsächlich modifiziert ist, was sich aus dem Fehlen der ET_B-Rezeptor-vermittelten endothelialen NO-Produktion ergibt[85]. Bei ET_B-Rezeptor-Mangel konnte eine signifikant beeinträchtigte vaskuläre Rückmeldung auf ET-1 nachgewiesen werden. Es kann spekuliert werden, daß dies auf eine Down-Regulation der ET_A-Rezeptoren bei erhöhten ET-1-Spiegeln zurückzuführen ist. Anders als bei Versuchen mit anderen Spezies wie Hasen[126], Ratten[127] und Menschen[128] konnte gezeigt werden, daß die selektive Blockade der ET_B-Rezeptoren mit BQ-788 bei Mäusen die kontraktile Antwort auf ET-1 nicht potenziert. Ein ähnliches Phänomen wurde bereits von Berthiaume et al. beschrieben[129].

Ob die veränderte endotheliale Funktion bei ET_B-Rezeptor-Knockout-Mäusen ein vaskuläres Remodelling im späteren Leben (alte Mäuse) verursacht, bleibt zu klären. Bei jungen Mäusen, wie wir sie in unserer vorliegenden Arbeit verwendet haben, gibt es keine Hinweise auf ein bereits bestehendes Remodelling der Gefäßwand. Die Veränderungen der endothelialen Funktion bei ET_B-Rezeptor-Knockout-Mäusen sind weder Blutdruck- noch Salz-abhängig.

Die Daten der vorliegenden Arbeit deuten darauf hin, daß die salzinduzierte Hypertonie bei ET_B-Rezeptor-Mangel nicht über eine endotheliale Dysfunktion vermittelt wird. Daher wird man die Auswirkung anderer Mechanismen, wie das veränderte renale Salz-Handling, untersuchen müssen, um die Entwicklung der salzinduzierten Hypertonie bei ET_B-Rezeptor-Knockout-Mäusen zu erklären.

5 Zusammenfassung

Die Inzidenz kardiovaskulärer Erkrankungen korreliert mit der Prävalenz der arteriellen Hypertonie. Untersucht man die Gefäßfunktion von hypertensiven Patienten, beobachtet man eine Funktionsverschlechterung des Endothels, die in direktem Zusammenhang mit der Entwicklung kardiovaskulärer Erkrankungen steht.

ET_B-Rezeptoren nehmen innerhalb der endothelialen Regulationsprozesse eine zentrale Rolle ein. ET_B-Rezeptoren der Gefäßwand aktivieren die endotheliale NO-Synthase und sind in die Kontrolle der endothelialen Prostacyclin-Synthese involviert. Da NO als auch Prostacyclin maßgeblich zur Gefäßrelaxation beitragen, kann der Mangel dieser Mediatoren die Entwicklung einer arteriellen Hypertonie begünstigen. Möglicherweise ist dies ein Teil des pathophysiologischen Geschehens, welches bei Mäusen mit fehlendem endothelialen ET_B-Rezeptor zu einer Blutdruckerhöhung führt.

In der vorliegenden Arbeit wurde der Frage nachgegangen, welchen Einfluss eine Salzbelastung auf den Blutdruck und die vaskuläre Funktion von ET_B-Rezeptor-Knockout-Mäusen hat.

In diesem Zusammenhang wurden vier bis fünf Monate alte männliche ET_B-Rezeptor-Knockout-Mäuse parallel mit Wildtyp-Kontroll-Mäusen 15 Tage lang mit Standard- (0,2% NaCl) bzw. salzreichem Futter (4% NaCl) gehalten.

Der systolische Blutdruck wurde nicht-invasiv mittels der sogenannten "Tailcuff"-Methode an den Tagen 0, 5, 10 und 15 dokumentiert. Nach 15 Tagen wurde den narkotisierten Tieren die Aorta descendens entnommen, aus welcher 3-4 mm lange Gefäßringe präpariert wurden. An diesen isolierten Aortenringen wurden in der Organkammer unter isometrischen Bedingungen die Endothel-abhängige und -unabhängige vaskuläre Funktion untersucht.

Die ET_B-Rezeptor defizienten Mäuse bleiben – unter einer Haltung mit Standardfutter – normotensiv. Eine Hypertonie entwickeln die Tiere erst bei Verabreichung von salzreichem Futter.

Die Endothel-abhängige Gefäßfunktion ist jedoch nicht nur bei den hypertensiven Tieren verändert, sondern bei allen ET_B-Rezeptor defizienten Mäusen – unabhängig von Salzgehalt der Nahrung und Blutdruck. Die Beeinträchtigung der Endothel-abhängigen Relaxation steht demnach nicht in Beziehung zur Entwicklung einer arteriellen Hypertonie, die bei ET_B-Rezeptor-Defizienz offenbar durch den Salzgehalt der Nahrung determiniert ist. Augenscheinlich ist durch das Fehlen des endothelialen ET_B-Rezeptors die endotheliale Balance grundsätzlich gestört – ohne daß dies zwangsläufig zur Entwicklung einer Hypertonie führen würde. So ist bei ET_B-defizienten Mäusen unter Standard-Fütterung keine arterielle Hypertonie, wohl aber eine endotheliale Dysfunktion nachweisbar.

Des Weiteren konnte gezeigt werden, daß die ET_B-Rezeptor-Defizienz auch eine signifikante Beeinträchtigung der vaskulären Reaktion auf ET-1 zur Folge hat: die Kontraktion auf ET-1 war bei ET_B-Rezeptor-Knockout-Mäusen – unabhängig von der Höhe des Blutdrucks – deutlich reduziert. Eine selektive Blockade der ET_B-Rezeptoren mit BQ-788 hat die kontraktile Antwort bei den ET_B-Rezeptor-Knockout-Mäusen nicht signifikant beeinflusst und somit das Fehlen der endothelialen ET_B-Rezeptoren funktionell bestätigt.

Die Ergebnisse der vorliegenden Arbeit legen nahe, daß eine Salz-induzierte Hypertonie bei ET_B-Rezeptor-Defizienz nicht durch eine endotheliale Dysfunktion bedingt ist. Da ET_B-Rezeptor defiziente Mäuse mit reduzierter Endothel-abhängiger Relaxation normotensiv sind, müssen Faktoren postuliert werden, die in diesem Modell trotz bestehender endothelialer Dysfunktion der Ausprägung einer arteriellen Hypertonie entgegenwirken. Es bleibt letztendlich unklar, welche pathophysiologischen Mechanismen bei ET_B-Rezeptor-Mangel zur Entwicklung einer arteriellen Hypertonie unter Salzbelastung beitragen. Die Untersuchung dieses Phänomens, welches möglicherweise eine Veränderung der renalen Natrium-Elimination bei ET_B-Rezeptor-Defizienz einschließt, bleibt weiteren experimentellen Arbeiten vorbehalten.

6 Anhang

6.1 Abbildungsverzeichnis

Abb.1: (a) Systolischer Blutdruck und (b) Herzfrequenz der Endothelin-B-Rezeptor-Knockout-Mäuse und deren Wildtyp-Geschwister auf Standard –bzw. Salz-angereichertem (4%) Futter für 15 Tage. Die Ergebnisse werden als Mittelwert ± SEM (n=6 Tiere pro Gruppe) angegeben. *$p < 0.05$ versus wt

Abb.2: Endothel-abhängige Relaxation auf Acetylcholin bei Aortensegmenten der Endothelin-B-Rezeptor-knockout-Mäuse und ihren Wildtyp-Geschwistern auf Standard- bzw. Salz-angereicherter (4%) Nahrung für 15 Tage. Die Experimente wurden durchgeführt mit (a) und ohne (b) Präinkubation mit 10^{-5} mol/l Indomethazin. Die Ergebnisse werden angegeben als Mittelwert ± SEM (n = 6 Tiere pro Gruppe) *$p < 0.05$ versus wt.
Für Symbole ohne Standardabweichung war der SEM kleiner als die Symbol-Größe.

Abb. 3: Endothel-unabhängige Relaxation auf Natrium-Nitroprussid bei Aortensegmenten von Endothelin-B-Rezeptor-Knockout-Mäusen und deren Wildtyp-Geschwistern auf Standard- bzw. Salz-angereichertem (4%) Futter für 15 Tage. Die Ergebnisse sind angegeben als der Mittelwert ± SEM (n = 6 Tiere pro Gruppe).
Für Symbole ohne Standardabweichung war der SEM kleiner als die Symbol-Größe.

Abb. 4: Dosis-abhängige Kontraktion auf Noradrenalin bei Aortensegmenten von Endothelin-B-Rezeptor-Knockout-Mäusen und deren Wildtyp-Geschwistern auf Standard- bzw. Salz-angereichertem (4%) Futter für 15 Tage.
Die Ergebnisse sind angegeben als der Mittelwert ± SEM (n = 6 Tiere pro Gruppe).
Für Symbole ohne Standardabweichung war der SEM kleiner als die Symbol-Größe.

Abb. 5: Dosis-abhängige Kontraktion auf Endothelin-1 bei Aortensegmenten von Endothelin-B-Rezeptor-Knockout-Mäusen und deren Wildtyp-Geschwistern auf Standard- bzw. Salz-angereichertem (4%) Futter für 15 Tage. Die Experimente wurden durchgeführt ohne Präinkubation (a), mit Präinkubation mit dem selektiven ET_B-Rezeptor-Antagonisten BQ-788 (10^{-5} mol/l) (b) oder mit Präinkubation mit dem selektiven ET_A-Rezeptor-

Antagonisten BQ-123 (10^{-5} mol/l) (c). Die Ergebnisse sind angegeben als der Mittelwert ± SEM (n = 6 Tiere pro Gruppe).
Für Symbole ohne Standardabweichung war der SEM kleiner als die Symbol-Größe.

Tab. 1: Einteilung der Versuchstiere

6.2 Literaturverzeichnis

1. Bohm K, Taubmann D. Information system of the Federal Health Monitoring System. An online database offering a wide range of health information. Bundesgesundheitsblatt Gesundheitsforschung Gesundheitsschutz 47: 457-63, 2004.

2. Willmot M, Leonardi-Bee J, Bath PM. High blood pressure in acute stroke and subsequent outcome: a systematic review. Hypertension 43: 18-24, 2004.

3. Wolf-Maier K, Cooper RS, Banegas JR, Giampaoli S, Hense HW, Joffres M, Kastarinen M, Poulter N, Primatesta P, Rodriguez-Artalejo F, Stegmayr B, Thamm M, Tuomilehto J, Vanuzzo D, Vescio F. Hypertension prevalence and blood pressure levels in 6 European countries, Canada, and the United States. JAMA 289: 2363-9, 2003.

4. Chobanian AV, Bakris GL, Black HR, Cushman WC, Green LA, Izzo JL, Jr., Jones DW, Materson BJ, Oparil S, Wright JT, Jr., Roccella EJ. Seventh report of the Joint National Committee on Prevention, Detection, Evaluation, and Treatment of High Blood Pressure. Hypertension 42: 1206-52, 2003.

5. Sharma AM, Wittchen HU, Kirch W, Pittrow D, Ritz E, Goke B, Lehnert H, Tschope D, Krause P, Hofler M, Pfister H, Bramlage P, Unger T. High prevalence and poor control of hypertension in primary care: cross-sectional study. J Hypertens 22: 479-86, 2004.

6. Adler AI, Stratton IM, Neil HA, Yudkin JS, Matthews DR, Cull CA, Wright AD, Turner RC, Holman RR. Association of systolic blood pressure with macrovascular and microvascular complications of type 2 diabetes (UKPDS 36): prospective observational study. BMJ 321: 412-9, 2000.

7. Collins R, Peto R, MacMahon S, Hebert P, Fiebach NH, Eberlein KA, Godwin J, Qizilbash N, Taylor JO, Hennekens CH. Blood pressure, stroke, and coronary heart disease. Part 2, Short-term reductions in blood pressure: overview of randomised drug trials in their epidemiological context. Lancet 335: 827-38, 1990.

8. 2003 European Society of Hypertension-European Society of Cardiology guidelines for the management of arterial hypertension. J Hypertens 21: 1011-53, 2003.

9. Heitzer T, Schlinzig T, Krohn K, Meinertz T, Munzel T. Endothelial dysfunction, oxidative stress, and risk of cardiovascular events in patients with coronary artery disease. Circulation 104: 2673-8, 2001.

10. Steinberg HO, Chaker H, Learning R, Johnson A, Brechtel G, Baron AD. Obesity/insulin resistance is associated with endothelial dysfunction. Implications for the syndrome of insulin resistance. J Clin Invest 97: 2601-10, 1996.

11. Clarkson P, Celermajer DS, Donald AE, Sampson M, Sorensen KE, Adams M, Yue DK, Betteridge DJ, Deanfield JE. Impaired vascular reactivity in insulin-dependent diabetes mellitus is related to disease duration and low density lipoprotein cholesterol levels. J Am Coll Cardiol 28: 573-9, 1996.

12. Celermajer DS, Sorensen KE, Georgakopoulos D, Bull C, Thomas O, Robinson J, Deanfield JE. Cigarette smoking is associated with dose-related and potentially reversible impairment of endothelium-dependent dilation in healthy young adults. Circulation 88: 2149-55, 1993.

13. Fichtlscherer S, Rosenberger G, Walter DH, Breuer S, Dimmeler S, Zeiher AM. Elevated C-reactive protein levels and impaired endothelial vasoreactivity in patients with coronary artery disease. Circulation 102: 1000-6, 2000.

14. Prasad A, Zhu J, Halcox JP, Waclawiw MA, Epstein SE, Quyyumi AA. Predisposition to atherosclerosis by infections: role of endothelial dysfunction. Circulation 106: 184-90, 2002.

15. Grundy SM, Benjamin IJ, Burke GL, Chait A, Eckel RH, Howard BV, Mitch W, Smith SC, Jr., Sowers JR. Diabetes and cardiovascular disease: a statement for healthcare professionals from the American Heart Association. Circulation 100: 1134-46, 1999.

16. Gryglewski RJ, Palmer RM, Moncada S. Superoxide anion is involved in the breakdown of endothelium-derived vascular relaxing factor. Nature 320: 454-6, 1986.

17. Ross R. Cellular and molecular studies of atherogenesis. Atherosclerosis 131 Suppl: S3-S4, 1997.

18. Ross R. Atherosclerosis is an inflammatory disease. Am Heart J 138: S419-S420, 1999.

19. Raij L. Hypertension, endothelium, and cardiovascular risk factors. Am J Med 90: 13S-8S, 1991.

20. Sorensen KE, Celermajer DS, Spiegelhalter DJ, Georgakopoulos D, Robinson J, Thomas O, Deanfield JE. Non-invasive measurement of human endothelium dependent arterial responses: accuracy and reproducibility. Br Heart J 74: 247-53, 1995.

21. Neunteufl T, Katzenschlager R, Hassan A, Klaar U, Schwarzacher S, Glogar D, Bauer P, Weidinger F. Systemic endothelial dysfunction is related to the extent and severity of coronary artery disease. Atherosclerosis 129: 111-8, 1997.

22. Anderson TJ, Elstein E, Haber H, Charbonneau F. Comparative study of ACE-inhibition, angiotensin II antagonism, and calcium channel blockade on flow-mediated vasodilation in patients with coronary disease (BANFF study). J Am Coll Cardiol 35: 60-6, 2000.

23. Furchgott RF, Zawadzki JV. The obligatory role of endothelial cells in the relaxation of arterial smooth muscle by acetylcholine. Nature 288: 373-6, 1980.

24. Moncada S, Higgs A. The L-arginine-nitric oxide pathway. N Engl J Med 329: 2002-12, 1993.

25. Vane JR, Botting RM. Secretory functions of the vascular endothelium. J Physiol Pharmacol 43: 195-207, 1992.

26. Feletou M, Vanhoutte PM. Endothelium-derived hyperpolarizing factor. Clin Exp Pharmacol Physiol 23: 1082-90, 1996.

27. Feletou M, Vanhoutte PM. Endothelium-dependent hyperpolarization of canine coronary smooth muscle. Br J Pharmacol 93: 515-24, 1988.

28. Palmer RM, Ashton DS, Moncada S. Vascular endothelial cells synthesize nitric oxide from L-arginine. Nature 333: 664-6, 1988.

29. Moncada S, Palmer RM, Higgs EA. Nitric oxide: physiology, pathophysiology, and pharmacology. Pharmacol Rev 43: 109-42, 1991.

30. Palmer RM, Ferrige AG, Moncada S. Nitric oxide release accounts for the biological activity of endothelium-derived relaxing factor. Nature 327: 524-6, 1987.

31. Lüscher TF, Aarhus LL, Vanhoutte PM. Indomethacin improves the impaired endothelium-dependent relaxations in small mesenteric arteries of the spontaneously hypertensive rat. Am J Hypertens 3: 55-8, 1990.

32. Fleming I, Bauersachs J, Fisslthaler B, Busse R. Ca2+-independent activation of the endothelial nitric oxide synthase in response to tyrosine phosphatase inhibitors and fluid shear stress. Circ Res 82: 686-95, 1998.

33. Tschudi MR, Luscher TF. [Nitric oxide: the endogenous nitrate in the cardiovascular system]. Herz 21 Suppl 1: 50-60, 1996.

34. Moreau P, Takase H, Kung CF, Lüscher TF. Effect of chronic inhibition of nitric oxide synthesis on vascular structure: remodeling or growth?. Arch Mal Coeur Vaiss 88: 1141-3, 1995.

35. Oza NB, Schwartz JH, Goud HD, Levinsky NG. Rat aortic smooth muscle cells in culture express kallikrein, kininogen, and bradykininase activity. J Clin Invest 85: 597-600, 1990.

36. Schmaier AH, Kuo A, Lundberg D, Murray S, Cines DB. The expression of high molecular weight kininogen on human umbilical vein endothelial cells. J Biol Chem 263: 16327-33, 1988.

37. Nolly H, Carbini LA, Scicli G, Carretero OA, Scicli AG. A local kallikrein-kinin system is present in rat hearts. Hypertension 23: 919-23, 1994.

38. Groves P, Kurz S, Just H, Drexler H. Role of endogenous bradykinin in human coronary vasomotor control. Circulation 92: 3424-30, 1995.

39. Busse R, Lamontagne D. Endothelium-derived bradykinin is responsible for the increase in calcium produced by angiotensin-converting enzyme inhibitors in human endothelial cells. Naunyn Schmiedebergs Arch Pharmacol 344: 126-9, 1991.

40. Pham I, Gonzalez W, Doucet J, Fournie-Zaluski MC, Roques BP, Michel JB. Effects of angiotensin-converting enzyme and neutral endopeptidase inhibitors: influence of bradykinin. Eur J Pharmacol 296: 267-76, 1996.

41. Zhang X, Xie YW, Nasjletti A, Xu X, Wolin MS, Hintze TH. ACE inhibitors promote nitric oxide accumulation to modulate myocardial oxygen consumption. Circulation 95: 176-82, 1997.

42. Brown NJ, Gainer JV, Stein CM, Vaughan DE. Bradykinin stimulates tissue plasminogen activator release in human vasculature. Hypertension 33: 1431-5, 1999.

43. Brown NJ, Nadeau JH, Vaughan DE. Selective stimulation of tissue-type plasminogen activator (t-PA) in vivo by infusion of bradykinin. Thromb Haemost 77: 522-5, 1997.

44. Minai K, Matsumoto T, Horie H, Ohira N, Takashima H, Yokohama H, Kinoshita M. Bradykinin stimulates the release of tissue plasminogen activator in human coronary circulation: effects of angiotensin-converting enzyme inhibitors. J Am Coll Cardiol 37: 1565-70, 2001.

45. Yanagisawa M, Kurihara H, Kimura S, Tomobe Y, Kobayashi M, Mitsui Y, Yazaki Y, Goto K, Masaki T. A novel potent vasoconstrictor peptide produced by vascular endothelial cells. Nature 332: 411-5, 1988.

46. Pagano PJ, Lin L, Sessa WC, Nasjletti A. Arachidonic acid elicits endothelium-dependent release from the rabbit aorta of a constrictor prostanoid resembling prostaglandin endoperoxides. Circ Res 69: 396-405, 1991.

47. Ohara Y, Peterson TE, Harrison DG. Hypercholesterolemia increases endothelial superoxide anion production. J Clin Invest 91: 2546-51, 1993.

48. Vanhoutte PM, Feletou M, Taddei S. Endothelium-dependent contractions in hypertension. Br J Pharmacol 144: 449-58, 2005.

49. Dzau VJ. Local expression and pathophysiological role of renin-angiotensin in the blood vessels and heart. Basic Res Cardiol 88 Suppl 1: 1-14, 1993.

50. Black MJ, Dilley RJ, Bobik A. Renin-dependent hypertension induces smooth muscle polyploidy in large and small vessels. J Hypertens Suppl 11: S118-S119, 1993.

51. Agrest A. [The renin saga]. Medicina (B Aires) 60: 37-45, 2000.

52. Hall JE, Coleman TG, Guyton AC. The renin-angiotensin system. Normal physiology and changes in older hypertensives. J Am Geriatr Soc 37: 801-13, 1989.

53. Griendling KK, Ushio-Fukai M, Lassegue B, Alexander RW. Angiotensin II signaling in vascular smooth muscle. New concepts. Hypertension 29: 366-73, 1997.

54. Imai T, Hirata Y, Emori T, Yanagisawa M, Masaki T, Marumo F. Induction of endothelin-1 gene by angiotensin and vasopressin in endothelial cells. Hypertension 19: 753-7, 1992.

55. Hocher B, Schwarz A, Fagan KA, Thone-Reineke C, El Hag K, Kusserow H, Elitok S, Bauer C, Neumayer HH, Rodman DM, Theuring F. Pulmonary fibrosis and chronic lung inflammation in ET-1 transgenic mice. Am J Respir Cell Mol Biol 23: 19-26, 2000.

56. Masaki T. The discovery of endothelins. Cardiovasc Res 39: 530-3, 1998.

57. Barton M, Shaw S, d'Uscio LV, Moreau P, Lüscher TF. Angiotensin II increases vascular and renal endothelin-1 and functional endothelin converting enzyme activity in vivo: role of ETA receptors for endothelin regulation. Biochem Biophys Res Commun 238: 861-5, 1997.

58. Matsuura A, Kawashima S, Yamochi W, Hirata K, Yamaguchi T, Emoto N, Yokoyama M. Vascular endothelial growth factor increases endothelin-converting enzyme expression in vascular endothelial cells. Biochem Biophys Res Commun 235: 713-6, 1997.

59. Corder R, Khan N, Barker S. Studies of endothelin-converting enzyme in bovine endothelial cells and vascular smooth-muscle cells: further characterization of the biosynthetic process. J Cardiovasc Pharmacol 31 Suppl 1: S46-S48, 1998.

60. Noll G, Wenzel RR, Lüscher TF. Endothelin and endothelin antagonists: potential role in cardiovascular and renal disease. Mol Cell Biochem 157: 259-67, 1996.

61. Boulanger C, Lüscher TF. Release of endothelin from the porcine aorta. Inhibition by endothelium-derived nitric oxide. J Clin Invest 85: 587-90, 1990.

62. Wada A, Tsutamoto T, Ohnishi M, Sawaki M, Fukai D, Maeda Y, Kinoshita M. Effects of a specific endothelin-converting enzyme inhibitor on cardiac, renal, and neurohumoral functions in congestive heart failure: comparison of effects with those of endothelin A receptor antagonism. Circulation 99: 570-7, 1999.

63. Seo B, Oemar BS, Siebenmann R, von Segesser L, Lüscher TF. Both ETA and ETB receptors mediate contraction to endothelin-1 in human blood vessels. Circulation 89: 1203-8, 1994.

64. Taddei S, Vanhoutte PM. Role of endothelium in endothelin-evoked contractions in the rat aorta. Hypertension 21: 9-15, 1993.

65. Quaschning T, Galle J, Wanner C. Vasopeptidase inhibition: a new treatment approach for endothelial dysfunction. Kidney Int Suppl S54-S57, 2003.

66. Clarke JG, Benjamin N, Larkin SW, Webb DJ, Davies GJ, Maseri A. Endothelin is a potent long-lasting vasoconstrictor in men. Am J Physiol 257: H2033-H2035, 1989.

67. Goligorsky MS, Tsukahara H, Magazine H, Andersen TT, Malik AB, Bahou WF. Termination of endothelin signaling: role of nitric oxide. J Cell Physiol 158: 485-94, 1994.

68. Nagai Y, Metter EJ, Earley CJ, Kemper MK, Becker LC, Lakatta EG, Fleg JL. Increased carotid artery intimal-medial thickness in asymptomatic older subjects with exercise-induced myocardial ischemia. Circulation 98: 1504-9, 1998.

69. O'Leary DH, Polak JF, Kronmal RA, Manolio TA, Burke GL, Wolfson SK, Jr. Carotid-artery intima and media thickness as a risk factor for myocardial infarction and stroke in older adults. Cardiovascular Health Study Collaborative Research Group. N Engl J Med 340: 14-22, 1999.

70. Panza JA. High-normal blood pressure--more "high" than "normal". N Engl J Med 345: 1337-40, 2001.

71. Liao D, Arnett DK, Tyroler HA, Riley WA, Chambless LE, Szklo M, Heiss G. Arterial stiffness and the development of hypertension. The ARIC study. Hypertension 34: 201-6, 1999.

72. Goto K, Sakurai T, Kasuya Y. Molecular pharmacology of endothelin in the cardiovascular system. Nippon Yakurigaku Zasshi 100: 205-18, 1992.

73. Haynes WG, Webb DJ. Endothelin: a long-acting local constrictor hormone. Br J Hosp Med 47: 340-9, 1992.

74. Ahlborg G, Weitzberg E, Lundberg JM. Circulating endothelin-1 reduces splanchnic and renal blood flow and splanchnic glucose production in humans. J Appl Physiol 79: 141-5, 1995.

75. Lam HC, Lee JK, Chiang HT, Koh SJ, Han TM, Lu CC, Yang CY, Hao LJ. Does endothelin play a role in the pathogenesis of early diabetic nephropathy? J Cardiovasc Pharmacol 26 Suppl 3: S479-S481, 1995.

76. Lüscher TF. Endothelin. Key to coronary vasospasm? Circulation 83: 701-3, 1991.

77. Shichiri M, Iwamoto H, Marumo F. Diabetic hypouricemia as an indicator of clinical nephropathy. Am J Nephrol 10: 115-22, 1990.

78. Hahn AW, Resink TJ, Scott-Burden T, Powell J, Dohi Y, Buhler FR. Stimulation of endothelin mRNA and secretion in rat vascular smooth muscle cells: a novel autocrine function. Cell Regul 1: 649-59, 1990.

79. Wagner OF, Christ G, Wojta J, Vierhapper H, Parzer S, Nowotny PJ, Schneider B, Waldhausl W, Binder BR. Polar secretion of endothelin-1 by cultured endothelial cells. J Biol Chem 267: 16066-8, 1992.

80. Kaw S, Warner TD, Vane JR. The metabolism of endothelin-1 and big endothelin-1 by the isolated perfused kidney of the rabbit. J Cardiovasc Pharmacol 22 Suppl 8: S65-S68, 1993.

81. Gasic S, Wagner OF, Vierhapper H, Nowotny P, Waldhausl W. Regional hemodynamic effects and clearance of endothelin-1 in humans: renal and peripheral tissues may contribute to the overall disposal of the peptide. J Cardiovasc Pharmacol 19: 176-80, 1992.

82. Weitzberg E, Ahlborg G, Lundberg JM. Long-lasting vasoconstriction and efficient regional extraction of endothelin-1 in human splanchnic and renal tissues. Biochem Biophys Res Commun 180: 1298-303, 1991.

83. Takase H, Moreau P, Lüscher TF. Endothelin receptor subtypes in small arteries. Studies with FR139317 and bosentan. Hypertension 25: 739-43, 1995.

84. Arai H, Hori S, Aramori I, Ohkubo H, Nakanishi S. Cloning and expression of a cDNA encoding an endothelin receptor. Nature 348: 730-2, 1990.

85. Hirata Y, Emori T, Eguchi S, Kanno K, Imai T, Ohta K, Marumo F. Endothelin receptor subtype B mediates synthesis of nitric oxide by cultured bovine endothelial cells. J Clin Invest 91: 1367-73, 1993.

86. Warner TD. Characterization of endothelin synthetic pathways and receptor subtypes: physiological and pathophysiological implications. Eur Heart J 14 Suppl I: 42-7, 1993.

87. Fukuroda T, Fujikawa T, Ozaki S, Ishikawa K, Yano M, Nishikibe M. Clearance of circulating endothelin-1 by ETB receptors in rats. Biochem Biophys Res Commun 199: 1461-5, 1994.

88. Ozaki S, Ohwaki K, Ihara M, Fukuroda T, Ishikawa K, Yano M. ETB-mediated regulation of extracellular levels of endothelin-1 in cultured human endothelial cells. Biochem Biophys Res Commun 209: 483-9, 1995.

89. Lüscher TF, Seo BG, Buhler FR. Potential role of endothelin in hypertension. Controversy on endothelin in hypertension. Hypertension 21: 752-7, 1993.

90. Stewart DJ, Cernacek P, Mohamed F, Blais D, Cianflone K, Monge JC. Role of cyclic nucleotides in the regulation of endothelin-1 production by human endothelial cells. Am J Physiol 266: H944-H951, 1994.

91. Lüscher TF, Richard V, Tschudi M, Yang ZH, Boulanger C. Endothelial control of vascular tone in large and small coronary arteries. J Am Coll Cardiol 15: 519-27, 1990.

92. Yang ZH, Richard V, von Segesser L, Bauer E, Stulz P, Turina M, Lüscher TF. Threshold concentrations of endothelin-1 potentiate contractions to norepinephrine

and serotonin in human arteries. A new mechanism of vasospasm? Circulation 82: 188-95, 1990.

93. Li JS, Lariviere R, Schiffrin EL. Effect of a nonselective endothelin antagonist on vascular remodeling in deoxycorticosterone acetate-salt hypertensive rats. Evidence for a role of endothelin in vascular hypertrophy. Hypertension 24: 183-8, 1994.

94. Schiffrin EL, Lariviere R, Li JS, Sventek P, Touyz RM. Deoxycorticosterone acetate plus salt induces overexpression of vascular endothelin-1 and severe vascular hypertrophy in spontaneously hypertensive rats. Hypertension 25: 769-73, 1995.

95. Doucet J, Gonzalez W, Michel JB. Endothelin antagonists in salt-dependent hypertension associated with renal insufficiency. J Cardiovasc Pharmacol 27: 643-51, 1996.

96. Ikeda T, Ohta H, Okada M, Kawai N, Nakao R, Siegl PK, Kobayashi T, Maeda S, Miyauchi T, Nishikibe M. Pathophysiological roles of endothelin-1 in Dahl salt-sensitive hypertension. Hypertension 34: 514-9, 1999.

97. Hocher B, George I, Rebstock J, Bauch A, Schwarz A, Neumayer HH, Bauer C. Endothelin system-dependent cardiac remodeling in renovascular hypertension. Hypertension 33: 816-22, 1999.

98. Sharifi AM, He G, Touyz RM, Schiffrin EL. Vascular endothelin-1 expression and effect of an endothelin ETA antagonist on structure and function of small arteries from stroke-prone spontaneously hypertensive rats. J Cardiovasc Pharmacol 31 Suppl 1: S309-S312, 1998.

99. Nishikibe M, Tsuchida S, Okada M, Fukuroda T, Shimamoto K, Yano M, Ishikawa K, Ikemoto F. Antihypertensive effect of a newly synthesized endothelin antagonist, BQ-123, in a genetic hypertensive model. Life Sci 52: 717-24, 1993.

100. Douglas SA, Gellai M, Ezekiel M, Feuerstein GZ, Elliott JD, Ohlstein EH. Antihypertensive actions of the novel nonpeptide endothelin receptor antagonist SB 209670. Hypertension 25: 818-22, 1995.

101. Schiffrin EL, Turgeon A, Deng LY. Effect of chronic ETA-selective endothelin receptor antagonism on blood pressure in experimental and genetic hypertension in rats. Br J Pharmacol 121: 935-40, 1997.

102. Yu M, Gopalakrishnan V, McNeill JR. Hemodynamic effects of a selective endothelin--a receptor antagonist in deoxycorticosterone acetate-salt hypertensive rats. J Cardiovasc Pharmacol 31 Suppl 1: S262-S264, 1998.

103. Ruschitzka F, Quaschning T, Noll G, deGottardi A, Rossier MF, Enseleit F, Hurlimann D, Lüscher TF, Shaw SG. Endothelin 1 type a receptor antagonism prevents vascular dysfunction and hypertension induced by 11beta-hydroxysteroid dehydrogenase inhibition: role of nitric oxide. Circulation 103: 3129-35, 2001.

104. Krum H, Viskoper RJ, Lacourciere Y, Budde M, Charlon V. The effect of an endothelin-receptor antagonist, bosentan, on blood pressure in patients with essential hypertension. Bosentan Hypertension Investigators. N Engl J Med 338: 784-90, 1998.

105. Le Monnier de Gouville AC, Mondot S, Lippton H, Hyman A, Cavero I. Hemodynamic and pharmacological evaluation of the vasodilator and vasoconstrictor effects of endothelin-1 in rats. J Pharmacol Exp Ther 252: 300-11, 1990.

106. Goto K, Yanagisawa M, Kimura S, Masaki T. Cardiovascular effects of endothelin. Jpn Circ J 56: 162-9, 1992.

107. Sorensen SS, Madsen JK, Pedersen EB. Systemic and renal effect of intravenous infusion of endothelin-1 in healthy human volunteers. Am J Physiol 266: F411-F418, 1994.

108. Ohuchi T, Kuwaki T, Ling GY, Dewit D, Ju KH, Onodera M, Cao WH, Yanagisawa M, Kumada M. Elevation of blood pressure by genetic and pharmacological disruption of the ETB receptor in mice. Am J Physiol 276: R1071-R1077, 1999.

109. Webb DJ, Monge JC, Rabelink TJ, Yanagisawa M. Endothelin: new discoveries and rapid progress in the clinic. Trends Pharmacol Sci 19: 5-8, 1998.

110. Ohuchi T, Yanagisawa M, Gariepy CE. Renal tubular effects of endothelin-B receptor signaling: its role in cardiovascular homeostasis and extracellular volume regulation. Curr Opin Nephrol Hypertens 9: 435-9, 2000.

111. Gariepy CE, Ohuchi T, Williams SC, Richardson JA, Yanagisawa M. Salt-sensitive hypertension in endothelin-B receptor-deficient rats. J Clin Invest 105: 925-33, 2000.

112. Nataf V, Grapin-Botton A, Champeval D, Amemiya A, Yanagisawa M, Le Douarin NM. The expression patterns of endothelin-A receptor and endothelin 1 in the avian embryo. Mech Dev 75: 145-9, 1998.

113. Lüscher TF, Diederich D, Siebenmann R, Lehmann K, Stulz P, von Segesser L, Yang ZH, Turina M, Gradel E, Weber E, . Difference between endothelium-dependent relaxation in arterial and in venous coronary bypass grafts. N Engl J Med 319: 462-7, 1988.

114. Barton M, d'Uscio LV, Shaw S, Meyer P, Moreau P, Lüscher TF. ET(A) receptor blockade prevents increased tissue endothelin-1, vascular hypertrophy, and endothelial dysfunction in salt-sensitive hypertension. Hypertension 31: 499-504, 1998.

115. Quaschning T, Ruschitzka F, Stallmach T, Shaw S, Morawietz H, Goettsch W, Hermann M, Slowinski T, Theuring F, Hocher B, Lüscher TF, Gassmann M. Erythropoietin-induced excessive erythrocytosis activates the tissue endothelin system in mice. FASEB J 17: 259-61, 2003.

116. Quaschning T, d'Uscio LV, Shaw S, Lüscher TF. Vasopeptidase inhibition exhibits endothelial protection in salt-induced hypertension. Hypertension 2001.

117. Bauersachs J, Fleming I, Fraccarollo D, Busse R, Ertl G. Prevention of endothelial dysfunction in heart failure by vitamin E: attenuation of vascular superoxide anion formation and increase in soluble guanylyl cyclase expression. Cardiovasc Res 51: 344-50, 2001.

118. Lüscher TF, Barton M. Biology of the endothelium. Clin Cardiol 20: II-10, 1997.

119. Widdop RE, Li XC. A simple versatile method for measuring tail cuff systolic blood pressure in conscious rats. Clin Sci (Lond) 93: 191-4, 1997.

120. Quaschning T, Kocak S, Bauer C, Neumayer HH, Galle J, Hocher B. Increase in nitric oxide bioavailability improves endothelial function in endothelin-1 transgenic mice. Nephrol Dial Transplant 18: 479-83, 2003.

121. Giardina JB, Green GM, Rinewalt AN, Granger JP, Khalil RA. Role of endothelin B receptors in enhancing endothelium-dependent nitric oxide-mediated vascular relaxation during high salt diet. Hypertension 37: 516-23, 2001.

122. Antunes-Rodrigues J, Ramalho MJ, Reis LC, Picanco-Diniz DW, Favaretto AL, Gutkowska J, McCann SM. Possible role of endothelin acting within the hypothalamus to induce the release of atrial natriuretic peptide and natriuresis. Neuroendocrinology 58: 701-8, 1993.

123. Ahn D, Ge Y, Stricklett PK, Gill P, Taylor D, Hughes AK, Yanagisawa M, Miller L, Nelson RD, Kohan DE. Collecting duct-specific knockout of endothelin-1 causes hypertension and sodium retention. J Clin Invest 114: 504-11, 2004.

124. Kohan DE, Padilla E. Osmolar regulation of endothelin-1 production by rat inner medullary collecting duct. J Clin Invest 91: 1235-40, 1993.

125. Kohan DE. Endothelins in the normal and diseased kidney. Am J Kidney Dis 29: 2-26, 1997.

126. Gratton JP, Cournoyer G, Loffler BM, Sirois P, D'Orleans-Juste P. ET(B) receptor and nitric oxide synthase blockade induce BQ-123-sensitive pressor effects in the rabbit. Hypertension 30: 1204-9, 1997.

127. Ishikawa K, Ihara M, Noguchi K, Mase T, Mino N, Saeki T, Fukuroda T, Fukami T, Ozaki S, Nagase T, . Biochemical and pharmacological profile of a potent and selective endothelin B-receptor antagonist, BQ-788. Proc Natl Acad Sci U S A 91: 4892-6, 1994.

128. Verhaar MC, Strachan FE, Newby DE, Cruden NL, Koomans HA, Rabelink TJ, Webb DJ. Endothelin-A receptor antagonist-mediated vasodilatation is attenuated by inhibition of nitric oxide synthesis and by endothelin-B receptor blockade. Circulation 97: 752-6, 1998.

129. Berthiaume N, Yanagisawa M, Labonte J, D'Orleans-Juste P. Heterozygous knock-Out of ET(B) receptors induces BQ-123-sensitive hypertension in the mouse. Hypertension 36: 1002-7, 2000.

Abkürzungsverzeichnis

Abb.	Abbildung
abd.	abdominalis
Ach	Acetylcholin
Bmp	beats per minute (Schläge pro Minute)
BQ-123	Endothelin-A-Rezeptor-Antagonist
BQ-788	ETB-Rezeptor-Antagonist
Ca	Calcium
$CaCl_2$	Calciumchlorid
CO_2	Kohlendioxid
CRP	C-reaktives Protein
°C	Grad Celsius
d	Tag
desc.	descendens
EC_{50}	mittlere effektive Konzentration
EDTA	Ethylendiamintetraacetat
ET-1	Endothelin-1
ET_B	Endothelin B
G	Gramm
H	Stunde
H_2O	Wasser
I.E.	internationale Einheiten
KCl	Kaliumchlorid
Kg	Kilogramm
KG	Körpergewicht
KH_2PO_4	Kaliumdihydrogenphosphat
KHK	Koronare Herzkrankheit
Ko	Knockout
L-NAME	N-[omega]-nitro L-Arginin Methyl Ester
-log	negativer Logarithmus
min.	Minute

Mg	Milligramm
MgSO$_4$	Magnesiumsulfat
Ml	Milliliter
Mm	Millimeter
mmHg	Millimeter-Quecksilbersäule
mmol/l	Millimol/Liter
mol/l	Mol/Liter
N	Anzahl
NaCl	Natriumchlorid
NaHCO$_3$	Natriumhydrogencarbonat
NA	Noradrenalin
NE	Norepinephrin
NO	Stickstoffmonoxid
n.s.	nicht signifikant
O$_2$	Sauerstoff
p	Signifikanz
PC	Personal Computer
p.o.	per os
sec.	Sekunde
SEM	Standardabweichung
SNP	Natrium-Nitroprussid
U/min	Umdrehungen pro Minute
Wt	Wildtyp

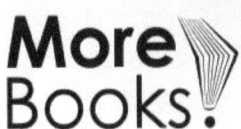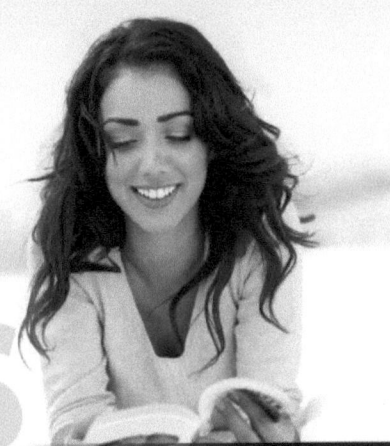

I want morebooks!

Buy your books fast and straightforward online - at one of world's fastest growing online book stores! Environmentally sound due to Print-on-Demand technologies.

Buy your books online at
www.morebooks.shop

Kaufen Sie Ihre Bücher schnell und unkompliziert online – auf einer der am schnellsten wachsenden Buchhandelsplattformen weltweit! Dank Print-On-Demand umwelt- und ressourcenschonend produziert.

Bücher schneller online kaufen
www.morebooks.shop

KS OmniScriptum Publishing
Brivibas gatve 197
LV-1039 Riga, Latvia
Telefax: +371 686 204 55

info@omniscriptum.com
www.omniscriptum.com

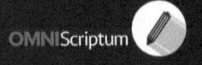

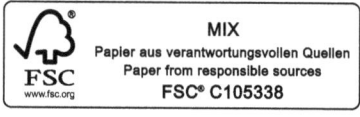

Printed by Books on Demand GmbH, Norderstedt / Germany